Rohit Sharma
M. K. Sunil
Sunil Gurjar

Receptores de imagem digital

Rohit Sharma
M. K. Sunil
Sunil Gurjar

Receptores de imagem digital

Imagem digital

ScienciaScripts

Imprint

Any brand names and product names mentioned in this book are subject to trademark, brand or patent protection and are trademarks or registered trademarks of their respective holders. The use of brand names, product names, common names, trade names, product descriptions etc. even without a particular marking in this work is in no way to be construed to mean that such names may be regarded as unrestricted in respect of trademark and brand protection legislation and could thus be used by anyone.

Cover image: www.ingimage.com

This book is a translation from the original published under ISBN 978-620-7-48655-7.

Publisher:
Sciencia Scripts
is a trademark of
Dodo Books Indian Ocean Ltd. and OmniScriptum S.R.L publishing group

120 High Road, East Finchley, London, N2 9ED, United Kingdom
Str. Armeneasca 28/1, office 1, Chisinau MD-2012, Republic of Moldova, Europe
Printed at: see last page
ISBN: 978-620-7-69884-4

RECEPTORES DE IMAGENS DIGITAIS

Autores

Dr. Rohit Sharma

Dr. M K Sunil

Dr. Sunil Gurjar

Índice

INTRODUÇÃO

Uma "imagem" é uma reprodução, representação ou imitação da forma física de uma pessoa ou coisa. O termo deriva da palavra latina para imitar. O inventor da fotografia terá sido provavelmente o chinês, há cerca de 3000 anos. Possuíam um material sensível à luz que transferia as imagens das folhas para a superfície de vasos e jarras. Em 1841, o inglês William Henry Fox Talbot desenvolveu uma abordagem negativa e positiva da produção de imagens. A imagem é uma imitação artificial da forma externa do objeto e refere-se à imagem e semelhança do objeto. Recetor refere-se a algo que responde ao estímulo. Os receptores de imagem utilizados atualmente em medicina dentária são a película, as combinações de ecrãs, os sensores electrónicos utilizados na imagiologia digital e a tomografia computorizada (TC). Alguns sistemas de imagiologia médica, como os sistemas de fluoroscopia, utilizam os raios X como fonte de energia sem película.

Outros sistemas como a TAC, o ultrassom (ondas sonoras) e a ressonância magnética (MRI) (ondas de rádio) também não utilizam película para registar a imagem. As "películas" vistas na TAC e na RMN são, na realidade, impressões, designadas por cópias em papel, da imagem eletrónica. Mesmo com a utilização cada vez maior de imagens digitais, a película continua a ser, de longe, o recetor de imagens mais utilizado atualmente em medicina dentária. Com a melhoria do fornecimento de energia, até as placas fotográficas de vidro anteriormente utilizadas como receptores de imagem foram substituídas pelas películas. Até à Primeira Guerra Mundial, as imagens radiográficas eram feitas em placas fotográficas. Estas placas podiam partir-se facilmente, especialmente nas unidades radiológicas móveis. A película fotográfica de celulose, que há muito era utilizada na radiologia dentária, substituiu estas placas.[1]

Velocidade da Ekta na década de 1980. Enquanto as mudanças na velocidade da película estavam a ser realizadas, a base da película também estava a ser melhorada. Até ao início da década de 1920, era utilizado nitrato de celulose, que era altamente inflamável e, quando queimado, emitia grandes quantidades de gases venenosos. A imagem latente é produzida e um processamento químico transforma a imagem latente numa imagem visível.[3] A película funciona como detetor de radiação e como visor de imagem.[4] Os avanços tecnológicos das películas dentárias convencionais têm como objetivo produzir películas mais rápidas sem sacrificar as qualidades de imagem das radiografias, de modo a reduzir a quantidade de radiações a que os pacientes são expostos.[5] Com o advento do computador digital e o subsequente desenvolvimento de microcomputadores potentes e económicos, a possibilidade de substituir as películas convencionais como detetor de fotões deu um grande salto em frente 6·

Os receptores de imagem podem ser classificados em termos gerais como receptores de imagem convencionais e receptores de imagem digitais. Os receptores de imagem convencionais são classificados com base na sua utilização como películas intra-orais e películas extra-orais. As películas intra-orais são ainda divididas em películas periapicais, películas bitewing e películas oclusais. As películas convencionais podem ter um revestimento simples ou duplo de emulsão. As películas convencionais podem mesmo ser separadas com base na sua velocidade; as películas de velocidade lenta são designadas por A, B, C, enquanto as películas de velocidade rápida são designadas por D- ultra speed, Ekta speed e hyper speed G ou 800 speed film. São também classificadas como película simples em pacote e película dupla em pacote. Os receptores de imagem digital podem ser classificados como dispositivo de carga acoplada (CCD), semicondutor de óxido metálico complementar (CMOS) e sistema de fósforo fotoestimulável (PSP).[1] A introdução da imagem digital revolucionou o campo da radiologia maxilofacial.[7] Nesta nova modalidade de imagem, o filme radiográfico é substituído por um sensor. O sinal armazenado temporariamente nos sensores é transferido para o computador, que exibe a imagem que pode ser interpretada, manipulada, quantificada e armazenada.[7] A redução da dose tem sido frequentemente enfatizada como uma das maiores vantagens da radiografia digital. Esta requer entre 5-50% da dose necessária para a radiografia convencional para criar uma qualidade de imagem aceitável.[8] Na radiografia digital, o recetor, o ecrã e o armazenamento da imagem são entidades separadas: um detetor recebe a informação da imagem, um monitor de computador apresenta a imagem e o computador armazena a imagem em suportes magnéticos. Como tal, cada uma destas entidades pode ser optimizada separadamente. Atualmente, os receptores de imagem são os componentes que mais diferem entre os vários sistemas existentes no mercado.[12]

REVISÃO DA LITERATURA

As radiografias digitais, juntamente com as imagens de vídeo intra-orais e as fichas dentárias informatizadas, podem vir a constituir a base de um registo do doente sem papel e sem película. Existem, no entanto, outras técnicas radiográficas, para além dos procedimentos intra-orais, que são importantes na prática clínica da medicina dentária.

Kuiiendorff et al.1997 descreveu Radiografia digital direta para a deteção de lesões ósseas periapicais o desempenho do observador da radiografia digital direta, com e sem processamento de imagem, com o da radiografia convencional, para a deteção de lesões ósseas periapicais.

Harrell G.et al.1999 reviu os Princípios da Radiografia Digital com Detectores de Grande Área de Leitura Eletrónica. A prática da imagiologia radiográfica digital está prestes a sofrer uma mudança dramática num futuro muito próximo, devido à rápida proliferação de detectores de raios X de leitura eletrónica. Embora os detectores digitais de leitura direta e auto-scanning tenham sido utilizados desde a introdução do dispositivo de carga acoplada (CCD) há quase 30 anos, os recentes avanços na tecnologia de fabrico tornaram possível uma nova geração de detectores de painel plano de grande área com mecanismos de leitura integrados de transístores de película fina.

Ds Brettle et al 1999 descreveram a determinação da condição óptima para a radiografia de subtração dentária utilizando um sistema de fósforo de armazenamento. Os sistemas digitais directos que facilitam esta tarefa estão cada vez mais disponíveis. Avaliámos anteriormente a eficácia clínica de um sistema digital direto de fósforo fotoestimulável (PSP) em comparação com a película.

Attaelmanan A et al 2000 fizeram uma revisão sobre os parâmetros óptimos para a digitalização e visualização de radiografias intra-orais. Embora exista atualmente um grande número de sistemas digitais directos no mercado, a digitalização de películas radiográficas utilizando algum tipo de sistema de digitalização (por exemplo, um scanner digital ou uma câmara CCD) continua a ser uma fonte importante de radiografias digitais no diagnóstico oral.

Janhom A Et Al 2001 determinou uma resolução de digitalização adequada para a digitalização de radiografias bitewing na deteção de cáries aproximadas A digitalização de radiografias existentes será uma caraterística essencial da prática dentária no período de transição entre a utilização de radiografias analógicas e a adoção rotineira de imagens digitais. Existem muitas formas de converter uma película analógica numa imagem digital. A imagem digital pode ser obtida utilizando uma câmara CCD, um scanner a laser ou um scanner plano.

Edwin T.P et Al.2002 apresentaram uma panorâmica da radiografia digital. A radiografia digital é o mais recente avanço na imagiologia dentária e está a ser lentamente adoptada pela profissão de dentista. A imagiologia digital incorpora a tecnologia informática na captação, visualização, melhoramento e armazenamento de imagens radiográficas directas. A imagiologia digital oferece algumas vantagens distintas em relação à película, mas, como qualquer tecnologia emergente, apresenta novos e diferentes desafios que o profissional tem de ultrapassar

Lieutenant g et al. 2003Descreveu um estudo sobre imagiologia dentária - avanços na radiografia convencional e digital. A radiografia dentária digital foi introduzida em 1987, e muitos pensaram que esta tecnologia iria rapidamente assumir-se como o padrão em radiologia dentária. A atualização clínica tem como objetivo rever os avanços feitos na imagiologia dentária convencional e digital e discutir o futuro desta tecnologia na medicina dentária militar.

Solange Md et al. 2003 realizaram um estudo sobre Qualidade de Imagem em Sistemas Radiográficos Digitais. O objetivo do estudo era avaliar a qualidade da imagem de quatro sistemas radiográficos digitais directos. Para avaliar a qualidade da imagem dos sistemas, era importante que os objectos fossem diversificados, porque diferentes objectos tendem a exigir diferentes tempos de exposição e níveis de eficiência dos sistemas para obter qualidades de imagem tão boas quanto possível.

Kitagawa Het Al.2003 Comparação de detectores de raios X intra-orais com semicondutor de óxido metálico complementar e com dispositivo de carga acoplada utilizando a qualidade subjectiva da imagem comparar a qualidade subjectiva da imagem do detetor Schick CDR de nova geração que utiliza tecnologia de semicondutor de óxido metálico complementar (CMOS) com imagens que utilizam o detetor Schick CDR com dispositivo de carga acoplada (CCD) de geração anterior.

C. Grace Petrikowski 2005 documentou um estudo de revisão sobre a introdução da radiografia digital no consultório dentário: uma visão geral. A radiografia digital está a ganhar popularidade e muitos dentistas estão a considerar mudar de um sistema baseado em película para esta nova tecnologia. Os dentistas devem definir claramente os seus objectivos para adotar a radiografia digital e estar cientes dos problemas que podem ser encontrados com este equipamento, para que possam tomar uma decisão de compra informada. Este artigo fornece uma visão geral do equipamento radiográfico digital, das experiências que os utilizadores têm tido com esta tecnologia e dos factores a considerar quando se decide adquirir um sistema DR.

David SM.et al.2007 documenteda study on Basic Principles in Digital Dental Radiology, Os desenvolvimentos na radiologia oral e maxilofacial afectam quase todos os aspectos da medicina dentária: alguns alteram o quadro legal em que os dentistas canadianos exercem a sua profissão; outros voltam a enfatizar os padrões de cuidados estabelecidos, tais como o mantra do radiologista dentário, ALARA (utilização de uma dose tão baixa quanto razoavelmente possível) e visualização de imagens com iluminação ambiente reduzida.

Scarfe, W.C.et al. 2008 reviu o que é a TC de feixe cónico e como funciona A imagiologia é um complemento de diagnóstico importante para a avaliação clínica do doente dentário. A introdução da radiografia panorâmica na década de 1960 e a sua adoção generalizada durante as décadas de 1970 e 1980 anunciaram um grande progresso na radiologia dentária, fornecendo aos clínicos uma única imagem abrangente dos maxilares e das estruturas maxilofaciais. No entanto, os procedimentos intra-orais e extra-orais, utilizados individualmente ou em combinação, sofrem das mesmas limitações inerentes a todas as projecções bidimensionais planas (2D): ampliação, distorção, sobreposição e representação incorrecta das estruturas.

Christopher I et al. 2010 fizeram uma revisão histórica sobre a xeroradiografia, que estagnou após um início promissor. A xeroradiografia, que é um método de imagiologia, utiliza o processo de cópia xeroradiográfica para registar imagens produzidas por raios X de diagnóstico.

Nikos P et al. 2010 compararam imagens panorâmicas digitais adquiridas para a avaliação pré-cirúrgica de terceiros molares capturadas com um sistema baseado em fósforo de armazenamento com radiografias panorâmicas de película convencionais para obter a maioria das informações radiográficas necessárias para procedimentos de diagnóstico.

Enel bs et al 2010 descreveram a capacidade de diagnóstico in vitro da inspeção visual, da película, do sensor de dispositivo de carga acoplada (CCD), do sensor de fósforo fotoestimulável (PSP) e da TC de feixe cónico na deteção de cáries proximais em dentes posteriores, em comparação com o padrão de ouro histológico, utilizando a análise da caraterística de funcionamento do recetor (ROC) para avaliar a capacidade de diagnóstico.

Mario Iendini, D.D.S 2014 descreveu os Sistemas de Radiografia Digital (DRS)Em 1984, o Dr. Francis Mouyen de Toulouse (França), ao patentear o conceito de um sensor radiográfico intra-oral com captura instantânea de imagens, deu origem ao Sistema de Radiografia Digital (DRS).19 O primeiro dispositivo de captura de imagens radiográficas era um sensor de imagem baseado num grande circuito integrado de matriz de silício. Este dispositivo baseava-se no princípio de um dispositivo de carga acoplada (CCD).

O Dr. Tim Peter 2014 documentou os vários receptores de imagem e resumiu que a imagem regenerada na odontologia moderna era tão clara no diagnóstico correto.

Naseem sn. et al. 2014 Documentou os vários avanços na imagiologia. este método ajudará a diagnosticar várias lesões. Através destes métodos avançados, como a TC, a RMN e a USG, é possível avaliar pequenos detalhes que afectam o dente e a estrutura associada.

Jayachandran. S 2017 Digital Imaging in Dentistry: Um analisado usa sensor de estado sólido, e a informação é apresentada e armazenada como uma imagem usando um computador. O alvorecer da era digital na radiografia dentária deu-se em 1987 com o primeiro sistema de radiografia digital chamado radiovisiografia (RVG), lançado pelo Dr. Francis Mouyen. Paul Suni, físico e engenheiro de projeto de sensores de imagem CCD (charge-coupled device), criou a tecnologia de sensores de imagem CCD que tornou o sistema de radiografia digital RVG uma realidade.

Aydin, kc et al.2020 realizaram um estudo sobre Princípios de comparação de dois sistemas de imagiologia de radiografia intra-oral digital em função da resolução de contraste e do tempo de exposição para comparar a qualidade da imagem de dois sistemas de imagiologia digital diferentes, um sistema de placa de fósforo fotoestimulável (PSP) e um sistema de radiografia digital direta com sensor de imagiologia CMOS, através da avaliação da resolução de contraste entre quatro tempos de exposição diferentes.

Sudarsini P Et Al. 2020Descreveu as características, de vários receptores de imagem em medicina dentária. Estes foram a evolução da nova formação no processo de imagiologia digital. Assim, o valor destes receptores de imagem dentária no diagnóstico das radiografias dentárias.

Nikita k et al. 2020, no seu estudo de revisão, sugeriu a tomografia computorizada de feixe cónico: uma revisão dependente de técnicas de diagnóstico por imagem para fornecer informações críticas sobre os dentes sob investigação e uma gestão bem sucedida do problema endodôntico.

Serindere, K et al. 2021 Radiografia digital descrita Um dos desenvolvimentos mais importantes no domínio da radiologia é o facto de o processo de obtenção de imagens ter começado a decorrer em ambiente digital. As vantagens da radiografia digital aumentam o interesse dos dentistas pela radiografia digital e, atualmente, os sistemas digitais estão a substituir os sistemas convencionais.

REVISÃO HISTÓRICA

Em 1500 a.C., foi observado na China "o fenómeno da luminescência", ou seja, a emissão por uma substância de energia armazenada sob a forma de luz.[13]

Em 1603, o fenómeno da luminescência foi descrito pela primeira vez com a preparação da pedra bolonhesa (sulfato de bário) que brilhava persistentemente após exposição à luz solar.[13]

Em 1867, foi registada a deexcitação ótica de átomos (luminescência estimulada).[14]

Em 8 de novembro de 1895, sexta-feira à tarde, a radiação X foi descoberta por Wilhelm Conrad Roentgen, Reitor do Instituto de Física de Wurtzburg, Alemanha. Ele observou a fluorescência de placas de platino-cianeto de bário adjacentes a um tubo de raios catódicos. Realizou séries de radiografias de objectos habituais em placas fotográficas. A primeira imagem radiográfica da anatomia humana foi a mão da mulher de Roentgen, Bertha. Demorou cerca de 15 minutos a tirar a radiografia. Roentgen introduziu a película de halogeneto de prata como um meio de registar as suas descobertas experimentais; no entanto, a baixa produção de raios X e a baixa sensibilidade da película tornaram este procedimento relativamente pouco prático e lento para o diagnóstico por imagem.[15] Thomas Edison desenvolveu um FLURO-ESCÓPIO médico.[16]

Em 1895, na Alemanha, o Dr. Otto WALKOFF foi o primeiro a efetuar uma radiografia dentária, apenas duas semanas após a descoberta dos raios X. Utilizou uma pequena placa de vidro revestida com emulsão fotográfica envolta em papel preto e um tempo de exposição de cerca de 25 minutos para obter os resultados desejados.[17]

Em 1896, o Dr. W.J. Morton tornou-se o primeiro dentista americano a tirar uma radiografia de um crânio, enquanto o Dr. C Edmond Kells tirou a primeira radiografia dentária num indivíduo vivo. Colocou a película num pequeno pacote envolto numa dupla espessura de papel preto e borracha e colocou-a contra a arcada dentária perpendicular aos dentes para evitar qualquer deformação.[15]

Em 1 de fevereiro de 1896, o Dr. Walter Konig, de Frankfurt, Alemanha, fez uma série (14) de radiografias dentárias. A qualidade era melhor do que as feitas pelo Dr. WALKOFF e o tempo de exposição era de cerca de 9 minutos.[15]

Em 1900, Weston A. Price concebeu uma película dentária à base de celulóideO Dr.

Frenk Van Woert foi pioneiro na utilização de película Kodak em vez de placas de vidro para captar imagens. Isto melhorou o conforto do paciente e reduziu a exposição.[15]

Em 1909, Kells informou que estava a cortar, embalar e utilizar película fotográfica em rolo.

Em 1913, a Kodak produziu a primeira película de raios X dentários pré-embalada. O pacote de papel impermeável encerado continha dois pedaços de película de revestimento único. A película era basicamente uma película fotográfica.[18]

Em 1913, foi colocado no mercado um pacote dentário, embalado à mão e à prova de humidade, contendo duas películas.

Em 1919, a Kodak produziu a primeira verdadeira película de raios X dentária, concebida para exposição direta aos raios X. A embalagem continha folhas finas de chumbo para reduzir a radiação de retrodifusão que atingia a película. Tinha emulsão num dos lados e era relativamente lenta; uma exposição de um molar requeria 8-9 segundos. No entanto, produzia imagens nítidas[48]

Em 1924, a emulsão foi colocada em ambos os lados da película, o que duplicou a velocidade da película (reduziu a exposição para 50%) e reduziu a tendência da película para secar. Comercializada com o nome de película radiatizada (Kodak).

Em 1924, a empresa americana Eastman Kodak tornou-se a pioneira da filmagem radiográfica.

Em 1940, ficou disponível a película Ultra speed (Improved Radiatized), que duplicou novamente a velocidade da película.

Em 1947, foi proposto que se um fósforo fosse energizado por exposição a raios X, poderia ser produzida uma imagem latente e estimulada posteriormente com luz infravermelha. Foi efectuada a primeira tentativa de obtenção de imagens radiográficas por meio de Luminescência Fotoestimulável (PSL). Neste caso, a imagem PSL correspondente à imagem de raios X foi obtida sobre um calcogeneto[19]

Em 1955, a velocidade destas películas foi melhorada por um fator de 8. Em 1955, a Kodak introduziu a película de velocidade D (Ultra velocidade) que se tornou o "padrão de ouro" com o qual todas as películas subsequentes e a tecnologia digital foram comparadas.[18]

Em 1969, a tecnologia CCD foi desenvolvida nos laboratórios Bells da AT & T, por WILIARD Boyle e George E. Smith, para aplicações de vídeo.[20]

Em 1970, foi introduzido no mercado um sistema recetor alternativo, com a introdução da Xeroradiografia na medicina dentária.[18]

Em 1975, foi obtida uma patente para um método geral de utilização da ótica de varrimento para libertar a energia de um fósforo estimulável e converter o padrão de informação num formato digital.[21]

Em 1978, descobriu-se que o BAFX:EU (X = BR, CI, I) é um material fotoestimulável[22]

Em 1981, o primeiro método PSP (fósforo fotoestimulável) foi apresentado durante o Congresso Internacional de Radiologia e o primeiro documento técnico que descrevia esta metodologia foi publicado em 1983.[23]

Em 1980, a Kodak introduziu a película Ektaspeed (película E-speed) que prometia reduzir a exposição dos pacientes às radiações em 50% em comparação com a película Ultra-speed.[18]

Em 1982, Tasic Mm et al desenvolveram um protótipo de unidade torácica digital utilizando a projeção de feixes de fendas com uma matriz de detectores lineares, que foi posteriormente comercializado pela Picker.[24]

Em 1983, a Fuji Photo Film Company (Tóquio, Japão) introduziu um novo sistema de imagem denominado "Radiografia Computorizada" (CR) baseado na tecnologia de placa de fósforo fotoestimulável.[25]

Em 1984, o primeiro sistema de imagiologia digital direta, a radiovisiografia (RVG), foi inventado pelo Dr. Frances Mouyens e fabricado pela Trophy Radiologie (Vincennes, França) e descrito na literatura dentária dos EUA.

Em 1989. Frances Mouyens, um estudante de medicina dentária da Universidade de Toulouse, França, decidiu que os vários lanços de escadas entre o Departamento de Endodontia e os processadores de película de raios X na sua instituição eram uma perda de tempo desnecessária. Concebeu a possibilidade de utilizar um chip de câmara de vídeo [um dispositivo de carga acoplada (CCD)] combinado com o cintilador normalmente encontrado em cassetes de raios X panorâmicos e outros extra-orais para produzir uma imagem instantânea.[1,26]

Em 1985, surgiu a radiografia panorâmica baseada em PSP, com as vantagens da redução da exposição e do melhoramento da imagem.[27]

Em 1985, Kashima I et al desenvolveram a primeira máquina panorâmica baseada em radiografia computorizada. Este sistema utilizava uma máquina panorâmica Siemens OP - 5 e uma placa de fósforo fotoestimulável modificada.[28]

Em 1991, foi desenvolvida uma técnica baseada num detetor linear de estado sólido no Centro de Ciências da Saúde da Universidade do Texas em San Antonia, Texas, onde, em 1988, foi inventada na Escócia a tecnologia CMOS (Complementary Metal Oxide Semiconductor).[29] A película de Ex-Ray na Radiografia Panorâmica foi substituída por um sensor eletrónico.[30]

Em 1991, foi introduzido o Sens-A-Ray, um sistema de radiografia intra-oral digital direta.[31]

Em 1992, foi desenvolvido um protótipo para a aquisição digital direta de imagens cefalométricas e outras imagens radiográficas cranianas no Centro de Ciências da Saúde da Universidade do Texas em San Antonia, Texas. Utilizava um feixe de raios X de varrimento intercetado por um conjunto de detectores de fotodíodos de varrimento linear.[32]

Em 1992, Arai et al foram os primeiros pioneiros japoneses a investigar a radiografia dentária panorâmica digital utilizando um sistema panorâmico. [30]

Em 1992, a Gendex apresentou o seu primeiro sistema CCD, ou seja, (VISUALIX - 1/VIXA-1), que incorporava um sensor CCD resistente à radiação. [33]

Em 1993, McDavid et al. descreveram um protótipo de sistema panorâmico digital que utilizava uma matriz linear de fotodíodos SOLIDSTSTE.[30] **Em 1993**, Shaw et al. efectuaram estudos preliminares utilizando fósforo de armazenamento para a obtenção de imagens cefalométricas na Universidade de Pittsburgh.[34]

Em 1994, a Kodak introduziu o Ektaspeed plus para substituir o Ektaspeed, no qual foi utilizada a tecnologia T-Mat (grãos de halogeneto de prata sensíveis à luz que são planos e não em forma de seixo e orientados para enfrentar o feixe de raios X de forma perpendicular). Esta tecnologia melhorou a resolução da imagem, bem como a velocidade da película.[18]

Em 1994, o primeiro sistema de fósforo de armazenamento, Digora, foi concebido para utilização intra-oral[33]

Em 1995, foi apresentada outra versão para CCD (VISUALIX - 2/VIXA - 2), que tinha uma área ativa maior, um tamanho de pixel mais pequeno e uma camada de material cintilante.[34]

Em 1995, a primeira geração do sistema de Radiografia Dentária Computorizada (CDR) foi introduzida pela Schick. Em 1997, a película Agfa Dentus M2 Comfort foi colocada no mercado.

Em 1997, foi apresentado outro sistema de fósforo de armazenamento, o Denoptix.[34]

Em 1997, a tomografia computorizada de feixe cónico [CBCT] foi descoberta em Itália.

Em abril de 2000, a Eastman Kodak anunciou a introdução da Insight, classificada como uma película intra-oral de velocidade F. Isto resultou numa redução de 20-25% no tempo de exposição.18 Cada passo ao longo da história tem sido marcado por um marco no sentido de fornecer imagens de diagnóstico superiores, utilizando menos radiações e proporcionando maior conforto ao paciente.

Em 2001, foram introduzidas as películas de velocidade F.

Em 2001, os dispositivos **CBCT** foram introduzidos comercialmente nos Estados Unidos. Os dentistas têm vindo a utilizar esta tecnologia em número crescente.

Em 2012, Nah avaliou as alterações ósseas condilares em pacientes com DTM utilizando a TCFC

Em 2012, Akgul et al. avaliaram as pérolas do esmalte utilizando a TCFC

Em 2015, Liguori c et al. debruça-se sobre a história, a componente e o funcionamento do CBCT.

Em 2016, Deeb et al. avaliaram a necessidade da CBCT na colocação de implantes dentários. **Em 2016**, Bertin et al. avaliaram a precisão da CBCT 3D na deteção de patologias não tumorais das glândulas salivares.

TERMINOLOGIAS ASSOCIADAS AOS RECEPTORES DE IMAGEM

BRILHO: Equivalente digital à densidade ou grau global de escurecimento da imagem. Pode ser medido como a densidade ótica de uma área do recetor de imagem.[1,3]

CURVA CARACTERÍSTICA: É a relação entre a densidade ótica e a exposição. É apresentada como a relação entre a densidade ótica do recetor da imagem e o logaritmo da exposição correspondente. A parte da linha reta dá as imagens que são importantes para o diagnóstico e para além deste intervalo a imagem não é diagnóstica. Esta escala varia de 0,6 (baixa densidade - clara) a 3,0 (alta densidade - escura). Quanto mais vertical for a parte da linha reta, mais pequena é a gama e mais estreita é a latitude.[1]

RESOLUÇÃO DE CONTRASTE - É a capacidade de diferenciar pequenas diferenças de densidade apresentadas numa imagem.

Os factores que influenciam a resolução do contraste são:

- Características de atenuação do tecido fotografado.

- Capacidade do recetor de imagem para distinguir diferenças no número de fotões de raios X provenientes de diferentes áreas do objeto.

- Capacidade do ecrã do computador para representar diferenças de densidade

- Capacidade do observador para reconhecer estas diferenças.

Os detectores digitais actuais captam dados a 8, 10, 12 ou 16 bits. Isto significa que um detetor pode, teoricamente, captar 256 (28) a 65 436 (216) densidades diferentes. Independentemente das diferenças de densidade que um detetor pode captar, os monitores de computador convencionais são capazes de apresentar uma escala de apenas 8 bits. Uma vez que os sistemas operativos, como o Windows, reservam um certo número de níveis de cinzento para a apresentação de informações do sistema, o número real de níveis de cinzento que podem ser apresentados num monitor é.

A imagem digitalizada inicial é designada "para processamento" e, embora contenha os dados "em bruto", não está normalmente numa forma que proporcione um contraste estrutural suficiente para o olho humano. A imagem é processada no computador para o estado "para apresentação" com definições predefinidas.

Para a interoperabilidade dessas "imagens para apresentação", são necessários pormenores sobre a fidelidade da imagem associada. Finalmente, vários algoritmos de pós-processamento podem ser tabelas de visualização. Qualquer modificação em relação ao estado inicial "para apresentação" tem de ser claramente indicada para garantir a sua aplicação de modo a maximizar a visualização dos pormenores da imagem.

Com um sinal adequado e diferenças suficientes nas radiodensidades, o contraste será suficiente para diferenciar as estruturas adjacentes, independentemente da modalidade de registo e do processamento utilizado.

Quando o contraste não é suficiente, as imagens digitais podem, por vezes, ser pós-processadas para revelar pormenores que, de outra forma, não seriam detectados. Infelizmente, muito pouco foi feito para determinar o valor do pós-aprimoramento de imagens digitais, e as tarefas testadas foram geralmente em áreas onde as radiografias com película são relativamente eficazes e não onde a película normalmente falha.[1,3,26]

RESOLUÇÃO ESPACIAL: É a capacidade de distinguir detalhes finos numa imagem. É frequentemente medida e comunicada em unidades de pares de linhas por milímetro. É normalmente medida radiografando um objeto constituído por uma série de tiras finas de chumbo com espaços radiolucentes alternados da mesma espessura. Uma linha e o espaço que lhe está associado são designados por pares de linhas. O grupo de linhas e espaços é disposto no alvo de teste por ordem crescente do número de linhas e espaços por milímetro. São necessários pelo menos dois pixéis para resolver um par de linhas, um para a linha escura e outro para o espaço claro. Os observadores típicos são capazes de distinguir cerca de 6 - 12 IP/mm sem o benefício da ampliação.

Nos sistemas de imagem de estado sólido, o limite teórico da resolução é determinado pela dimensão do pixel: quanto menor for a dimensão do pixel, maior será a resolução. Com pixéis de 20 um, é possível obter uma resolução teórica de 25 IP/mm.[35]

LATITUDE DO DETECTOR - A gama de exposições sobre a qual um detetor pode captar uma imagem. Uma qualidade desejável nos receptores de imagens intra-orais é a capacidade de registar uma vasta gama de densidades de tecido, desde a gengiva ao esmalte. Ao mesmo tempo, as diferenças subtis de densidade dentro destes tecidos devem ser visualmente aparentes. A latitude dos receptores digitais é semelhante à das películas e pode ser alargada com o melhoramento digital do contraste e do brilho.[3]

SENSIBILIDADE DO DETECTOR - A sensibilidade ou velocidade do detetor é a sua capacidade de responder a pequenas quantidades de radiação. A densidade útil do detetor é afetada por uma série de factores, incluindo a eficiência do detetor, a dimensão do pixel e o ruído do sistema.[3]

TAMANHO DO DETECTOR - O tamanho do detetor descreve a área útil de formação de imagens de um dispositivo de formação de imagens.[37]

ELEMENTO DETECTOR - Um elemento detetor é a área mais pequena que pode ser resolvida num dispositivo de imagem digital.[37]

TAMANHO DA MATRIZ - O tamanho da matriz de um detetor digital é o número de elementos do detetor. Este é normalmente expresso em termos do número de elementos do detetor em duas direcções ortogonais.[1,37]

FUNÇÃO DE TRANSFERÊNCIA DE MODULAÇÃO (MTF) - Medida da capacidade de um sistema de imagem para preservar o contraste do sinal em função da frequência espacial. Cada imagem pode ser descrita em termos da quantidade de energia em cada um dos seus componentes de frequência espacial. O MTF descreve a fração de cada componente que será preservada na imagem captada. Quanto maior for o MTF, melhor será a imagem. Um MTF de 1 (100%) significa que todo o contraste disponível que entra no componente da cadeia de imagens foi fielmente representado. Se o MTF for 0 (0%), não existe qualquer informação disponível. Um valor de MTF de 0,5 indica que 50% da informação é registada.[38,39]

QUANTA EQUIVALENTE DE RUÍDO (NEQ): É uma medida do número efetivo de quanta de raios X que são detectados.[40]

EFICIÊNCIA QUÂNTICA DO DETECTOR (DQE) - Medida do desempenho em termos de ruído que se obtém comparando o ruído da imagem de um detetor com o que se espera de um detetor "ideal" com as mesmas características de resposta ao sinal. A única fonte de ruído num detetor ideal resulta da estatística quântica dos raios X incidentes. É a relação entre o NEQ e a fluência dos fotões de entrada (que é o NEQ máximo possível). É a medida da eficiência do sistema como detetor de fotões. É medido em percentagem. Depende dos seguintes factores:

- Eficiência de absorção quântica
- Ganho e variação de conversão de radiação

- Função de transferência de modulação
- Ruído do sistema

Tecnicamente, o DQE é o quadrado do rácio das SNR [(S/N) out 2 /(S/N)in^2]. A DQE descreve de forma fiável a resolução espacial de um detetor de raios X na presença de ruído, paralaxe e desfocagem. Um sistema de imagiologia ideal registaria todos os quânticos de raios X incidentes com uma localização e dose perfeitas. Se o DQE for de 0% ou 0, não há transferência de informação de imagem (quanta de entrada) e, por conseguinte, o sinal de saída contém apenas ruído aleatório.[38,39]

RUÍDO DE IMAGEM - Todas as imagens têm flutuações indesejadas que não estão relacionadas com o objeto que está a ser fotografado. Estas são coletivamente descritas como ruído de imagem. Para além do ruído quântico dos raios X, que não pode ser evitado, os sistemas de imagiologia contribuem com ruído adicional para uma imagem.[36]

RUÍDO ELECTRÓNICO: Pequena corrente eléctrica que não transmite qualquer informação, mas que serve para obscurecer o sinal eletrónico.[1]

RÁCIO SINAL/RUÍDO: Relação entre a fração do sinal de saída (tensão ou corrente ou carga) que está diretamente relacionada com a informação de diagnóstico (sinal) e a fração da saída que não contém informação de diagnóstico (ruído).[1]

FREQUÊNCIA DE NYQUIST - A frequência espacial mais elevada que pode ser representada numa imagem digital. A frequência de Nyquist é determinada pelo espaçamento entre píxeis.[37]

RECEPTORES DE IMAGENS DIGITAIS

IMAGEM DIGITAL.

Princípios fundamentais da imagem digital:

As propriedades essenciais de qualquer sistema de imagem digital devem incluir o seguinte:

1. A imagem produzida tem qualidade de diagnóstico

2. A dose de radiação é igual ou reduzida em comparação com a película de raios X convencional.

3. As técnicas de tecnologia digital são compatíveis com os geradores de raios X convencionais

4. O tempo necessário para o procedimento total deve ser igual ou inferior ao da película.[26]

O termo "DIGITAL" na imagem digital refere-se ao formato numérico do conteúdo da imagem e à sua discretização. As imagens digitais são numéricas e discretas das duas formas seguintes:

- Em termos da distribuição espacial dos elementos da imagem (pixéis).

- Em termos de diferentes tons de cinzento de cada um dos pixéis.

Uma imagem digital é constituída por uma grande escala de pixels individuais organizados numa matriz de linhas e colunas. Cada pixel tem uma coordenada de linha e coluna que identifica exclusivamente a sua localização na matriz.[3]

A imagem digital é o resultado da interação dos raios X com os electrões nos pixels do sensor eletrónico, da conversão dos dados analógicos em dados digitais, do processamento informático e da apresentação da imagem visível no ecrã do computador. Os dados adquiridos pelo sensor são comunicados ao computador sob a forma analógica. Os computadores funcionam segundo o sistema numérico binário, no qual são utilizados dois dígitos (0 e 1) para representar os dados. Os dois caracteres são designados por bits (binary digit) e formam palavras com oito ou mais bits de comprimento, designadas por bytes. O número total de bytes possíveis para uma linguagem de 8 bits é 28 = 256. O conversor analógico-digital transforma dados analógicos em dados numéricos com base no sistema numérico binário. A tensão do sinal de saída é medida e é-lhe atribuído um número de 0 (preto) a 255 (branco) de acordo com a intensidade da tensão. Estas atribuições numéricas traduzem-se em 256 tons de cinzento. Alguns sistemas digitais recolhem os dados brutos com uma resolução superior a 256 valores de cinzento, como os valores de 10 bits ou 12 bits.[1]

Fig. 1 Principal de imagiologia digital

a) Feixe de raios X depois de atravessar o paciente

b) Imagem sobreposta na grelha de pixéis

c) Apresentação numérica dos valores dos píxeis

d) Imagem digital no ecrã do computador

AQUISIÇÃO DE IMAGENS:

Existem três formas de obter uma imagem digital.

- Imagiologia indireta

- Imagem direta

- Imagiologia semidirecta [11]

IMAGIOLOGIA INDIRECTA:

Embora exista atualmente no mercado um grande número de sistemas digitais directos, a digitalização de películas radiográficas utilizando algum tipo de sistema de digitalização (por exemplo, scanner digital ou câmara CCD) continua a ser uma fonte importante de radiografia em radiologia.[40] Imagens digitais de sistemas híbridos, em que a película de raios X convencional é primeiro revelada e depois digitalizada utilizando um scanner plano e um adaptador de transparências ou utilizando uma câmara com dispositivo de acoplamento por carga em vez do scanner plano. Além disso, é mais barato comprar um scanner digital do que um novo sistema digital direto. Um scanner digital permite também digitalizar e armazenar digitalmente tanto radiografias novas como anteriores.

Basicamente, um digitalizador converte a informação de densidade ótica (DO) da imagem radiográfica em valores de píxeis, que são interpretados pelo computador para construir a imagem digital. Os scanners planos com um adaptador de transparência e as câmaras digitais funcionam através da transiluminação da radiografia por uma fonte de luz, de modo a obter uma imagem digital. O primeiro processo prático de digitalização utilizado foi uma câmara de vídeo e um conversor analógico-digital. Assim, a imagem digital indireta implica que a imagem seja captada num formato analógico ou contínuo e depois convertida para um formato digital.41 Como em qualquer conversão de dados, esta conversão analógica para digital (ADC) resulta na perda e alteração de informação. A figura número 8 demonstra a alteração de dados mais comum que ocorre numa conversão analógica para digital. Em vez de captar a fronteira que atravessa um determinado pixel, é calculada a média do valor do pixel. Isso é chamado de média de volume parcial. Consequentemente, muitas bordas são perdidas ou distorcidas numa conversão analógica para digital. A técnica original de imagem digital indireta consistia em digitalizar opticamente uma imagem de película convencional (analógica) e gerar uma imagem digital. Obviamente, esta técnica exigia um scanner ótico capaz de processar imagens transparentes, bem como o software apropriado para produzir a imagem digital. À medida que os sistemas de imagiologia se tornaram mais sofisticados, foram desenvolvidas outras técnicas para capturar a imagem digital a partir de um original analógico. Muitas câmaras de vídeo intra-orais (IOVC) permitem ao médico captar uma radiografia convencional analógica com um simples toque no pedal. A imagem é captada como um fotograma de uma imagem de vídeo.[42]

DISPOSITIVO DE ACOPLAMENTO DE CARGA

IMAGEM DIGITAL DIRECTA:

São necessários vários componentes para a produção direta de imagens digitais. Estes componentes incluem uma fonte de raios X, um sensor eletrónico, uma placa de interface digital, um computador com um conversor analógico-digital (ADC), um monitor de ecrã, software e uma impressora. Normalmente, os sistemas são baseados em PC com um processador 486 ou superior, 640 KB de memória interna, equipados com uma placa gráfica SVGA e um monitor de alta resolução (1024 X 768 pixéis). Alguns sistemas são fornecidos com um temporizador dedicado para que a produção de raios X e a aquisição de imagens possam ser sincronizadas.[1]

As imagens directas são adquiridas utilizando sensores de estado sólido que são de dois tipos:

1. dispositivo de carga acoplada (ccd)

2. Óxido metálico complementar

DISPOSITIVO DE CARGA ACOPLADA:

O dispositivo de carga acoplada (CCD) é um detetor de estado sólido composto por uma matriz de pixels sensíveis aos raios X ou à luz numa pastilha de silício puro. Um pixel ou elemento de imagem é constituído por um pequeno poço de electrões no qual a energia dos raios X ou da luz é depositada durante a exposição. As linhas e os pixels estão dispostos numa matriz de 512 x 512 pixels. Estes pixéis são constituídos por átomos de silício ligados covalentemente a átomos adjacentes. Por outras palavras, o CCD é constituído por um grande número de células fotoeléctricas. A exposição aos raios X ou à luz quebra as ligações covalentes entre os átomos de silício, produzindo pares de buracos de electrões. A quantidade de energia necessária para quebrar estas ligações é de 1,1V. O número de pares de buracos de electrões que se formam é proporcional à quantidade de exposição que uma área recebe. Os electrões são então atraídos para o potencial mais positivo do dispositivo, onde criam pacotes de carga. Cada pacote corresponde a um pixel. O padrão de carga formado a partir dos pixels individuais na matriz representa a imagem latente. A imagem é lida transferindo cada fila de cargas de um píxel para o seguinte, numa espécie de "brigada de baldes". Quando a carga chega ao fim da fila, é transferida para um amplificador de leitura e transmitida como uma tensão para o conversor analógico-digital localizado no computador ou a ele ligado. As tensões de cada pixel são amostradas e é-lhes atribuído um valor numérico que representa um nível de cinzento. As imagens geralmente adquiridas em 10 ou 16 bits na maioria dos sistemas são armazenadas em 8 bits (por pixel) e apresentadas em 256 tons. Se forem representados 256 tons de cinzento, o sinal de cada píxel é convertido no valor de píxel apropriado de 0 a 255.[1,3,26,43]

Fig. 2 Dispositivo intra-oral de acoplamento por carga com manga de controlo de infeção em plástico

Existem dois tipos de CCDs utilizados na radiografia intra-oral: os que utilizam um ecrã de cintilação para expor o chip CCD e os que utilizam um sensor de imagem diretamente exposto a radiações X. O primeiro grupo utiliza um acoplador ótico, seja uma fibra ótica ou uma série de lentes, para transferir a luz de um ecrã de cintilação para um CCD que não é resistente à exposição direta frequente a radiações X. A adição de ótica permite a utilização de CCDs com uma área de superfície inferior à do objeto a fotografar porque, ao contrário da radiação X, é simples focar a luz. Além disso, a ótica permite a utilização de CCD mais sensíveis aos danos provocados pela radiação, porque o vidro que é translúcido à luz pode ser tornado resistente à passagem da radiação X (por exemplo, a fibra ótica do sistema RVG é feita de vidro de tungsténio).[26]

Um cintilador ideal deve ter as seguintes propriedades

- Elevado poder de paragem dos raios X (elevada densidade e número atómico)

- Elevada emissão de luz

- Tempo de decaimento curto sem fosforescência

- O comprimento de onda de emissão deve corresponder ao do detetor.

- Deve ter robustez mecânica e química

- Deve ter um custo baixo

- Deve proteger a camada do detetor de potenciais danos e ruídos.[39]

A tecnologia de cintilação está dividida em

- Cintilador granular

- Cintilador de agulha

Um cintilador granular é constituído por oxissulfureto de gadolínio. Quando observada ao microscópio, esta substância apresenta-se granular. Quando os raios X atingem o cintilador, a sua ação pode ser comparada à da água que sai de um tubo de mangueira e que, ao atingir as bolas, se dispersa. O cintilador de agulha, pelo contrário, é constituído por iodeto de césio. Quando visto ao microscópio, esta substância parece-se com agulhas. Quando os raios X atingem o cintilador, não saltam e, por isso, não geram ruído no sinal ou granulação na imagem. Os cintiladores de agulhas são mais caros do que os cintiladores granulares.[44]

O segundo grupo destes sistemas utiliza CCD "endurecidos" com uma superfície suficiente para receber a totalidade da imagem. A principal vantagem destes sistemas é a ausência de distorção ótica. Quando um cintilador está presente nestes sistemas, é pintado diretamente na superfície do chip CCD. Este facto resulta geralmente numa maior resolução espacial da imagem; no entanto, é por vezes acompanhado de um aumento do ruído de fundo do hazeor.[44,45]

Os CCD podem também ser classificados com base na conceção das matrizes:

- CCDs de matriz de área

- CCDs de matriz linear

Os CCD de matriz de área são utilizados para radiografia intra-oral, enquanto os CCD de matriz linear são utilizados para imagiologia extra-oral. As matrizes de área estão disponíveis em tamanhos comparáveis aos filmes de tamanho 0, 1 e 2.46 Um CCD acoplado por fibra ótica, como o utilizado no sistema RVG. A imagem II (intensificador de imagem) é na realidade um material de ecrã fluorescente (terras raras) que emite fotões de luz quando atingido por raios X. A parte curva que contém as setas apresenta um feixe de fibras ópticas que recolhe a informação luminosa e a transforma para a matriz de áreas do CCD.

Fig. 3Um detetor CCD de área.

CARACTERÍSTICAS DE QUALIDADE DE IMAGEM:

RESOLUÇÃO ESPACIAL:

Com o sistema de imagem digital de estado sólido, o limite teórico de resolução é determinado pelo tamanho do pixel: quanto menor for o tamanho do pixel, maior será a resolução. Com píxeis de 20 um, é possível obter uma resolução teórica de 25lp/mm. Na prática, no entanto, a resolução real é normalmente inferior devido à variedade de fontes de ruído eletrónico, à difusão de fotões no revestimento de cintilação, bem como ao acoplamento ótico potencialmente imperfeito em sistemas que utilizam fibras ópticas. Atualmente, o CCD intra-oral de maior resolução para medicina dentária tem um tamanho de pixel de 20 um, o que se compara com um tamanho de grão de prata de 8um para a película intra-oral.

LATITUDE DO DETECTOR: A latitude dos detectores CCD é semelhante à da película e pode ser alargada com o melhoramento digital do contraste e do brilho.

SENSIBILIDADE DO DETECTOR: A sensibilidade útil dos receptores digitais é afetada por uma série de factores, incluindo a eficiência do detetor, o tamanho do pixel e o ruído do sistema. Os CCDs requerem menos exposição do que os sistemas PSP ou a película. O tempo de exposição do sistema Trophy RVG é cerca de 80% inferior ao da película de tipo E. Assim, a dose de raios X absorvida pelo doente é substancialmente reduzida, com pouca ou nenhuma perda de pormenor da imagem. Um tempo de exposição típico para o sistema Trophy para uma vista molar é de 6/1000 segundos

(0,06s), em comparação com 1/6 segundos para uma película de raios X de velocidade E.

PRECISÃO FOTOMÉTRICA: Uma vez que a leitura da informação dos electrões pelo CCD é mais lenta do que a de uma câmara de vídeo, cada pixel da matriz pode ser digitalizado com grande precisão, registando assim com exatidão o sinal de intensidade da luz ou dos raios X.

RELAÇÃO SINAL/REDUÇÃO DO RUÍDO: Uma vez que a imagem pode ser manipulada após a exposição, a matriz de áreas CCD tem uma escala de contraste semelhante à da tomografia computorizada, ou seja, 256 níveis de cinzento que podem ser manipulados para melhorar o contraste da imagem.[3,46] Após a introdução dos sensores CCD intra-orais digitais, a investigação de factores como a qualidade da imagem, a qualidade do diagnóstico e a gestão da imagem digital dominaram a literatura.

APLICAÇÕES DE IMAGEM DOS CCDs: Tarefas clínicas como a deteção precoce de lesões cariosas, cancro oral, perda óssea e a quantificação da alteração do tamanho de lesões de tecidos moles ou ósseas tornar-se-ão comuns e simples. A maioria das tarefas que os dentistas realizam diariamente para os seus pacientes requer alguma forma de imagiologia. A tomada de decisões clínicas baseia-se na deteção de doenças, na correlação de sinais/sintomas e em testes de diagnóstico, como radiografias, biópsias, etc. A introdução destes novos dispositivos tornará estas tarefas mais simples e mais exactas para o profissional.

APLICAÇÕES DA IMAGIOLOGIA CCD:

RAIO X:

A. RECONSTRUÇÃO 2D/3D

1. Perda óssea

2. Locais de implante

3. Anatomia do canal pulpar

B. SUBTRACÇÃO DIGITAL

C. CONSULTA ELECTRÓNICA À DISTÂNCIA

ÓPTICO:

A. MELHORAR A DETECÇÃO DE DOENÇAS

1. Lesões orais comuns

2. Cancro oral

3. Cáries (interproximais)

B. QUANTIFICAÇÃO DA EVOLUÇÃO DA DOENÇA AO LONGO DO TEMPO

1. Cáries (cervicais)

2. Infeção

3. Alteração da lesão após o tratamento

4. Desgaste superficial e marginal do restauro

C. MELHOR APRESENTAÇÃO DO PLANO DE TRATAMENTO (PACIENTE EDUCAÇÃO)

D. MAIOR ACEITAÇÃO DO TRATAMENTO POR PARTE DOS DOENTES.

E. CONSULTA ELECTRÓNICA À DISTÂNCIA.

SEMICONDUTOR COMPLEMENTAR DE ÓXIDO METÁLICO (CMOS) Os detectores **CMOS (COMPLEMENTARY METAL OXIDE SEMICONDUCTOR)** são semicondutores à base de silício, mas são fundamentalmente diferentes dos CCDs na forma como as cargas dos pixels são lidas. Externamente, os sensores CMOS parecem idênticos aos detectores CCD, mas utilizam uma tecnologia de pixel ativo. Os sensores CCD são dispositivos de silício de n canais e podem ser considerados como subconjuntos da tecnologia CMOS. A tecnologia CMOS utiliza transístores de canal p e n no mesmo chip, daí o nome complementar.[1,48] Cada pixel está isolado dos pixels vizinhos e está diretamente ligado a um transístor. Tal como no CCD, são gerados pares de buracos de electrões no interior do pixel, proporcionalmente à quantidade de energia de raios X que é absorvida. Esta carga é transferida para o transístor sob a forma de uma pequena tensão. A tensão em cada transístor pode ser tratada separadamente, lida por um frame grabber e depois armazenada e apresentada como um valor digital de cinzento.[3]

Um pixel CMOS constituído por três ou mais transístores que efectuam uma conversão de tensão proporcional ao sinal fotogerado é conhecido como sensor de pixel ativo (APS). Os sensores de imagem CMOS são fabricados comercialmente com tamanhos de píxeis que variam entre 1 mícron e algumas centenas de mícrones e, para fins intra-orais, têm uma distância entre píxeis mais pequena, de aproximadamente 20 mícrones. A conceção dos píxeis CMOS APS permite o cancelamento de desvios de tensão e a redução do ruído aleatório da saída do sensor, através da amostragem e subtração do sinal de fundo do sinal de imagem. Um menor teor de ruído permite uma gama dinâmica mais alargada e um melhor desempenho de pequenos sinais. Ao contrário das tecnologias de sensores como o CCD, que falham devido a defeitos de curto-circuito, os curto-circuitos num sensor CMOS APS resultam geralmente na perda de alguns pixéis ou de uma linha ou coluna de pixéis, que podem ser corrigidos utilizando correcções de ganho e de mapeamento de pixéis. Os efeitos corrigíveis permitem um melhor rendimento e um baixo custo por dispositivo.[49]

O blooming que ocorre nos sensores CCD devido à fuga de carga em excesso para o pixel adjacente pode ser evitado utilizando a tecnologia CMOS. O CMOS consome apenas uma quantidade modesta de energia, o que permite que tanto a matriz de imagem como o transmissor sejam alimentados com uma bateria rígida modesta. A tecnologia APS reduz por um fator de 100 a potência do sistema necessária para processar a imagem, em comparação com o CCD. Além disso, elimina a necessidade de transferência de carga e pode melhorar a fiabilidade e a vida útil do sensor.[48]

SISTEMA DE FÓSFORO FOTOESTIMULÁVEL

IMAGIOLOGIA SEMIDIRECTA:

LUMINESCÊNCIA:

É o processo de emissão de luz (radiações ópticas) a partir de um material causado por um processo diferente do aquecimento até à incandescência.

Os materiais luminescentes podem absorver energia, armazenar uma fração da mesma e converter a energia em luz, que é depois emitida.

Existem duas formas de luminescência que são determinadas pelo tempo que a luz demora a ser emitida após um evento excitante.

Na fluorescência, a luz é emitida num período de 10-8 segundos após a estimulação. Isto ocorre quando um eletrão é excitado a partir de um nível de energia, regressando depois a esse nível de energia.

A fosforescência é a emissão da luz que é retardada para além de 10-8 segundos. Este atraso requer alguma interação adicional dos electrões, normalmente descrita como um aprisionamento do eletrão num estado de energia localizado.

O material fosforescente pode ser aplicado de duas formas:

Dosimetria termoluminescente (TLD), em que o fósforo é estimulado a emitir a sua luz por aquecimento. Um dosímetro termoluminescente é um pequeno chip de fluoreto de lítio ativado que é exposto a radiações. O chip é então aquecido e emite luz proporcionalmente à quantidade de radiação que recebeu.

A segunda aplicação da fosforescência é a utilização de fósforo fotoestimulável (PSP), que sugere que a luminescência é induzida pela absorção de fotões de luz. Um PSP é um material que possui activadores e armadilhas de vacâncias das quais os electrões podem ser removidos através da absorção de energia dos fotões de luz.[51]

Assim, os receptores de fósforo fotoestimulável (PSP) funcionam segundo o princípio da fosforescência, ou seja, a energia é absorvida e armazenada por estes receptores a partir dos raios X e depois libertada sob a forma de luz. Na medida em que o comprimento de onda da luz estimulante e da luz fosforescente difere, os dois podem ser distinguidos e a fosforescência pode ser quantificada como uma medida da quantidade de energia de raios X que o material absorveu.

O material PSP utilizado para a imagiologia radiográfica é o "fluorohalogeneto de bário dopado com európio ([Ba, Eu] FX, em que X é Br, Cl ou I). O bário em combinação com iodo, bromo ou cloro forma uma rede cristalina. A adição de európio [Eu2+] cria imperfeições nesta rede.3 O BaFX: Eu2+ é misturado com um polímero, que liga o cristal de fósforo de armazenamento a uma base. O fósforo de armazenamento é coberto com um revestimento protetor, que ajuda a evitar danos físicos no fósforo de armazenamento. Esta combinação de fósforo de armazenamento, base e revestimento protetor é designada por placa de fósforo de armazenamento (SPP). Existe alguma variação entre os fabricantes no que diz respeito à estrutura básica, principalmente se o ecrã é montado rigidamente numa base metálica ou se assume a forma de uma folha flexível.

O PMT foi concebido para converter uma pequena quantidade de luz num sinal elétrico amplificado. No cátodo do PMT, um campo elétrico acelera os electrões libertados pelos fotões incidentes. Estes electrões atingem uma série de eléctrodos (a cadeia de dínodos), libertando em cada fase uma cascata de electrões que são acelerados e multiplicados. O número de electrões libertados e a intensidade do sinal são controlados pelo potencial (tensão) aplicado aos dínodos, sendo possível obter ganhos até 10 000.

Embora o sinal analógico do PMT possa ter um número contínuo de valores, o ADC tem de converter este sinal num número fixo de valores, dependendo do número de bits que são utilizados para este fim. A maioria dos sistemas PSP produz 10, 12 ou 16 bits, mas os sistemas dentários armazenam normalmente as imagens como dados de 8 bits.

Ver Fig. 4 O raio X incidente na superfície do sensor demarca a imagem latente.fig. 5 princípio de funcionamento das placas de fósforo fotoestimuláveis. Fig. 6 placa de fósforo de armazenamento.

1. Placa de fósforo de armazenamento ilustrando a superfície ativa (lado do tubo) da placa (esquerda) e a placa colocada na bolsa de controlo de infecções (direita). A placa está orientada com o lado do tubo contra o lado preto (opaco) da bolsa para limitar a exposição do lado ativo da placa à luz ambiente.

2. O scanner laser DenOptix ilustra o tambor no qual são fixadas as placas de fósforo de armazenamento. O tambor é inserido no scanner e a tampa é fechada antes da digitalização.

Fig. 6 Scan X laser scanner As placas de fósforo de armazenamento são inseridas na parte superior do

scanner (em cima) e ejetado (em baixo) depois de concluída a digitalização.

A química da placa de fósforo de armazenamento para imagens (SP-IP) envolve as propriedades únicas dos halogenetos cristalinos e dos compostos de fluoreto de bário activados com európio. As radiações ionizantes são absorvidas e armazenadas na estrutura cristalina do fósforo, formando uma combinação metaestável com um tempo finito antes da recombinação espontânea do eletrão aprisionado e do Eu3+, referida como desvanecimento do sinal.[52]

A formação e a qualidade da imagem a partir da energia latente que permanece no PSP-IP após uma leitura retardada podem resultar de uma combinação de dois factoreschave:

- Os requisitos mínimos de limiar dos cristais de fósforo para criar uma imagem de diagnóstico satisfatória.

- Os efeitos do software e hardware proprietários melhoram automaticamente os valores de intensidade dos píxeis para um nível que permanece diagnóstico para o médico através do monitor.[53]

A presença das restantes imagens de alta qualidade pode ser atribuída ao mecanismo de formação de uma imagem latente. A formação da imagem é eficaz com o PSP-IP porque a camada de cristais de fósforo absorve muito mais radiações do que a película sem ecrã. Por conseguinte, é necessária uma exposição mais baixa para obter a mesma informação. Couter RA e Hilde bolt C (2000) demonstraram que o desvanecimento da imagem latente é essencialmente equivalente à alteração da exposição. Com um atraso na digitalização, a exposição global.

Fig. 7: Uma imagem feita numa placa de fósforo fotoestimulável

CARACTERÍSTICAS DA IMAGEM:

RESOLUÇÃO ESPACIAL:

A resolução nos sistemas PSP é influenciada pela espessura do material fosforoso. Camadas de fósforo mais espessas causam mais difusão e produzem uma resolução mais baixa. Por outro lado, uma camada mais espessa aumenta a eficiência da absorção dos raios X, resultando num recetor de imagem mais rápido. A resolução é também inversamente proporcional ao diâmetro do feixe laser. O diâmetro efetivo do feixe é aumentado pela vibração nos modelos de espelho rotativo e de scanner de tambor. A resolução de varrimento lento influencia a resolução através do incremento do avanço do prato. Este incremento pode ser ajustado para aumentar ou reduzir a resolução em alguns sistemas. Os actuais PSP são capazes de fornecer até 12 lp/mm de resolução.

LATITUDE DO DETECTOR:

Um fósforo de armazenamento tem uma resposta linear à exposição aos raios X, ou seja, a quantidade de luz verde produzida por estimulação com um laser é diretamente proporcional à dose de raios X absorvida pelo fósforo. Os fósforos de armazenamento cobrem uma vasta gama, com uma exposição linear de 0 a cerca de 500mR. Podem ser detectadas exposições baixas, até 0,005mR.

SENSIBILIDADE DO DETECTOR:

Os actuais sistemas PSP permitem reduções de dose de cerca de 50% em comparação com as películas convencionais com um desempenho de diagnóstico semelhante.[3] Stamatakis et al determinaram as propriedades físicas de um sistema digital PSP (Digora) para diferentes definições de calibração e energias de feixe. A Função de Espalhamento de Linha (LSF) e a Função de Transferência de Modulação (MTF) foram determinadas a partir de radiografias de uma fenda. Os espectros de potência do ruído (NPS) foram determinados a partir de radiografias expostas a campos de radiação homogéneos a 10, 50 e 100% das exposições de calibração para[3] potenciais de tubo. O Quanta Equivalente de Ruído (NEQ) foi calculado a partir do NPS unidimensional e do MTF. A Eficiência Quântica de Deteção (DEQ) foi determinada a partir do NEQ e dos valores representativos da fluência dos fotões. A relação sinal-ruído (SNR) foi calculada para diferentes contrastes de sinal aplicando os NEQs. O MTF do sistema apresentou características típicas e cai para um valor próximo de zero na frequência de Nyquist de cerca de 7 ciclos/mm. O ruído expresso pelo NPS foi considerado relativamente baixo, ou seja, cerca de 10-5 a 10-6 mm2 , dependendo da exposição e da frequência. Não se registaram diferenças significativas entre os dados obtidos com diferentes energias de feixe. O NEQ e, por conseguinte, o DQE foram relativamente elevados. O DQE diminuiu com o aumento da exposição. A SNR foi favorável.[54]

VANTAGENS DA RADIOGRAFIA FOTOESTIMULÁVEL [55]

• As imagens podem ser visualizadas em vários locais ao mesmo tempo.

• As imagens podem ser transferidas digitalmente para outros locais.

• O armazenamento de imagens digitais ocupa menos espaço físico do que o armazenamento de películas.

• A recuperação de imagens é menos trabalhosa e mais rápida.

• Exposições repetidas reduzidas, devido à resposta linear e à vasta gama dinâmica da placa PSP.

• Os problemas da câmara escura, como o odor, os riscos químicos e o armazenamento blindado dos filmes, são completamente eliminados.

- As placas de fósforo de armazenamento podem ser utilizadas indefinidamente.

- As placas de fósforo de armazenamento podem ser utilizadas com fontes de raios X existentes.

- É necessária menos radiação para mais tarefas de diagnóstico. Para algumas tarefas de diagnóstico, a PPR (radiografia de fósforo fotoestimulável) requer menos 90% de tempo de exposição aos raios X do que a película.

- Está disponível o processamento de imagens adquiridas (pós-processamento). Uma vez que as imagens de PPR são digitais, podem ser processadas para realçar as características de interesse e para suprimir estruturas anatómicas interferentes e ruído. Ao nível mais simples, a ampliação pode aumentar consideravelmente a visibilidade das características.

DESVANTAGENS DA PLACA DE FÓSFORO FOTOESTIMULÁVEL [56]

- Não há poupanças de tempo significativas na obtenção de imagens digitais em relação às radiografias em película convencionais.

- Pode ser propenso a artefactos devido ao manuseamento incorreto da placa PSP ou ao ambiente do scanner.

- Existe a possibilidade de transferência de material contaminado para a boca do doente se a integridade do invólucro protetor da placa for posta em causa.

- O apagamento das chapas PSP pode começar prematuramente. A luz ambiente pode degradar a imagem se as placas expostas forem manuseadas de forma a que a luz ambiente chegue à placa. As placas PSP têm de ser embaladas antes da utilização, em vez de serem entregues pré-embaladas e prontas a utilizar.

COMPARAÇÃO ENTRE RECEPTORES DE IMAGEM

Comparação entre CCD e CMOS[50]

No que diz respeito à qualidade da imagem e à eficácia do diagnóstico, não foram encontradas na literatura grandes diferenças no desempenho dos CCDs e dos CMOS, além de que os CMOS são comparáveis às imagens convencionais, de acordo com os estudos efectuados até à data.

COMPARAÇÃO ENTRE PSPs e CCDs:

Wenzel A et al 1995, avaliaram a precisão do diagnóstico da deteção de cáries com quatro sistemas radiográficos digitais intra-orais e determinaram o impacto da compressão da imagem na precisão. Três sistemas utilizados eram baseados em CCD e um era baseado em PSP. Todos os quatro sistemas digitais tiveram um desempenho quase igual. As imagens comprimidas foram tão exactas como as imagens não comprimidas.[57]

Borg E et al 1997, realizaram um estudo no qual foram efectuadas medições lineares da perda óssea alveolar desde a junção cemento-esmalte até à crista alveolar a partir de imagens PSP e CCD e comparadas com instrumentos de calibre. Foram utilizados neste estudo 10 primeiros molares e 7 segundos molares contidos em 10 hemi-mandíbulas secas. Foram criados artificialmente defeitos de furca nestes dentes. O sistema CCD foi exposto de forma óptima. Esta exposição e quatro outras exposições inferiores foram utilizadas com o sistema PSP. Foram medidas as imagens com e sem contraste. Não se registaram diferenças significativas nas medições lineares do osso entre modalidades, exposições ou imagens melhoradas e não melhoradas. Concluiu-se que, mesmo com uma dose de redução da exposição de 60%, o desempenho do sistema PSP era igual ao dos sistemas CCD.[58]

O EFEITO DA MELHORIA DA IMAGEM NA EFICÁCIA DO DIAGNÓSTICO E NA QUALIDADE DA IMAGEM:

MELHORAMENTO DE IMAGEM: Este termo implica que a imagem ajustada é uma versão melhorada da imagem original. Isto pode ser conseguido aumentando o contraste, optimizando o brilho e reduzindo a falta de nitidez e o ruído. As operações de melhoramento da imagem são frequentemente específicas de uma tarefa: o que beneficia uma tarefa de diagnóstico pode reduzir a qualidade da imagem para outra tarefa.

BRILHO E CONTRASTE: As radiografias digitais nem sempre utilizam eficazmente toda a gama de valores de cinzento disponíveis. Elas podem ser relativamente escuras ou claras, e podem mostrar muito contraste em certas áreas ou não o suficiente. Embora isso possa ser avaliado visualmente, o histograma da imagem é uma ferramenta conveniente para examinar quais dos valores de cinza disponíveis a imagem está usando. Os valores mínimos e máximos e a forma do histograma indicam o benefício potencial das operações de melhoria de brilho e contraste. O software de imagem digital inclui normalmente uma ferramenta de histograma e ferramentas para ajuste de brilho e contraste. Alguns permitem também o ajuste do valor gama. A alteração do valor gama de uma imagem melhora seletivamente o contraste da imagem nas áreas mais claras ou mais escuras da mesma. O ajuste dos valores de brilho, contraste e gamma altera os valores de intensidade originais da imagem (entrada) para novos valores (saída)

NIVELAMENTO E SUATIZAÇÃO: O objetivo dos filtros de nitidez e suavização é melhorar a qualidade da imagem removendo a desfocagem ou o ruído. O ruído é frequentemente classificado como ruído de alta frequência (salpicos) ou ruído de baixa frequência (alterações graduais de intensidade). Os filtros que suavizam uma imagem são por vezes designados por filtros DE speckling porque removem o ruído de alta frequência. Os filtros que melhoram a nitidez de uma imagem removem o ruído de baixa frequência ou melhoram os limites entre regiões com intensidades diferentes (melhoramento de margens). Para uma aplicação adequada dos filtros, é importante saber que tipo de ruído os filtros reduzem e como isso afecta as características radiográficas de interesse. Sem este conhecimento, as características radiográficas importantes podem degradar-se ou desaparecer à medida que o ruído é removido.

COR: A maioria dos sistemas digitais atualmente no mercado permite a conversão a cores de imagens em escala de cinzentos, também designada por pseudo-cor. Os seres humanos conseguem distinguir mais cores do que tons de cinzento. A transformação dos valores de cinzento de uma imagem digital em várias cores pode, teoricamente, melhorar a deteção de objectos na imagem. No entanto, isto só funciona se todos os valores de cinzento que representam um objeto forem únicos para esse objeto. Como raramente é esse o caso, os limites entre os objectos podem mudar e podem ser criados novos limites. Na maioria dos casos, isto distrai o observador de ver o conteúdo real da imagem e resulta numa interpretação degradada da imagem. Por conseguinte, a conversão a cores das radiografias não é útil para efeitos de diagnóstico nem de ensino.

MAGNIFICAÇÃO: A capacidade de ampliar uma imagem é uma grande vantagem quando se avalia uma alteração subtil ou pequena ou quando se educa o doente. No entanto, à medida que a ampliação aumenta, a imagem torna-se pixelizada, o que torna difícil discernir uma rutura subtil de um bordo, como uma lesão cariosa proximal incipiente.

FLASHLIGHT: A lanterna pode ser utilizada para acentuar uma pequena área da imagem. A ferramenta é uma equalização de histograma da região de interesse.[59]

RADIOGRAFIA DIGITAL DE SUBTRACÇÃO (DSR):

Quando duas imagens do mesmo objeto são registadas e as intensidades de imagem dos pixels correspondentes são subtraídas, é produzida uma imagem de diferença uniforme. Se houver uma alteração na atenuação radiográfica entre a linha de base e o exame de seguimento, esta alteração aparece como uma área mais clara quando a alteração representa um ganho e como uma área mais escura quando a alteração representa uma perda. O ponto forte da radiografia de subtração digital é que anula o fundo anatómico complexo contra o qual a alteração ocorre. Como resultado, a visibilidade da alteração é muito maior.

Para que a DSR seja útil em termos de diagnóstico, é imperativo que a geometria de projeção da linha de base e as intensidades de imagem sejam reproduzidas. A geometria de projeção é definida pela posição e orientação da fonte de raios X, do doente e do detetor, uns em relação aos outros. Se a geometria de projeção utilizada para a imagem de acompanhamento for diferente da geometria de projeção utilizada para a imagem de base, a imagem de subtração mostrará estas diferenças. Estas podem ser difíceis de distinguir de alterações reais no doente ou podem ocultar alterações reais. A reprodução perfeita da geometria de projeção seria ideal, mas é impossível de conseguir clinicamente. Embora a maioria das alterações possa ser invertida através do processamento da imagem, as alterações da angulação horizontal e vertical do feixe não podem ser invertidas e devem ser reproduzidas com a maior exatidão possível.

A segurança das radiações é uma questão importante em radiologia de diagnóstico. A quantidade desejada de informação deve ser obtida com a menor quantidade possível de radiação. A redução da dose obtida pela radiografia digital em comparação com a radiografia em película tem sido enfatizada desde a introdução da imagem digital na radiografia dentária na década de 1980. É questionável, no entanto, se a redução da dose é tão grande como tem sido sugerido pelos fabricantes e por alguns utilizadores. Numa primeira fase, a dose deve ser comparada com uma película de velocidade E ou mesmo de velocidade F. A utilização da película de velocidade D como referência, tal como utilizado em muitas publicações, sobrevaloriza a redução da dose.[60,61]

ColimaçãoCriando uma redução de 60-80 por cento na exposição à radiação, a colimação tem sido sempre recomendada na radiografia intra-oral. Uma vez que a radiação dispersa que influencia a película é reduzida, há uma melhoria geral na nitidez e na produção de uma colimação específica. Com CCDs mais pequenos, a diferença entre a colimação redonda padrão e a colimação de tamanho específico é significativa, levando a uma melhoria substancial da qualidade da imagem.[62]

DESENVOLVIMENTOS RECENTES E FUTUROS

TOMOGRAFIA COMPUTORIZADA DE FEIXE CÓNICO (CBCT).

A TOMOGRAFIA COMPUTADA DE FEIXE CÔNICO (CBCT) ganhou grande aceitação na medicina dentária nos últimos 5 anos, embora as suas raízes remontem a cerca de 2 décadas. A principal inovação em comparação com a imagiologia intra-oral e panorâmica é o facto de fornecer imagens de alta qualidade e de corte fino. As máquinas de feixe cónico emitem um feixe de raios X em forma de cone, em vez de um leque, como nas máquinas de TC convencionais. Uma vez que o feixe cobre toda a região de interesse, só é necessário que a fonte de raios X faça uma passagem ou menos à volta da cabeça do doente, aquando da aquisição de imagens. O feixe que sai do doente é captado num detetor plano 2D, normalmente um painel plano de silício amorfo ou, por vezes, um intensificador de imagem/detetor LCD. O diâmetro do feixe varia entre 4 cm e 30 cm. À medida que a fonte de raios X percorre a cabeça do doente, o sensor capta entre 160 e 599 imagens. Estas imagens são utilizadas para calcular um volume esférico ou cilíndrico que inclui a totalidade ou uma parte do rosto. Neste volume, as densidades em todos os locais (voxels) são calculadas a partir das imagens de base. Os voxels são cubóides e podem ser tão pequenos como 0,125 mm. Normalmente, são efectuados cortes transversais em série nos planos axial, sagital e coronal. A partir deste conjunto de dados, o operador pode também extrair reconstruções espessas ou finas, planas ou curvas em qualquer orientação. Para além disso, podem ser geradas verdadeiras imagens 3D de superfícies ósseas ou de tecidos moles. Os requisitos de qualquer detetor de raios X em CBCT clínica são difíceis de cumprir. O detetor tem de ser capaz de registar os fotões de raios X, ler e enviar o sinal para o computador e estar pronto para a aquisição seguinte muitas centenas de vezes numa única rotação. A rotação é normalmente efectuada em tempos equivalentes ou inferiores aos da radiografia panorâmica (10 a 30 segundos), o que exige tempos de aquisição de imagens de milissegundos. Os detectores foram inicialmente produzidos utilizando uma configuração de ecrãs de cintilação, intensificadores de imagem e detectores de dispositivos de carga acoplada (CCD). No entanto, os sistemas intensificadores de imagem são grandes e volumosos e os campos de visão (FOV) podem sofrer de efeitos de truncagem periférica (cortes volumétricos em cone), tendo áreas de entrada circulares em vez de áreas rectangulares mais adequadas. Além disso, a rotação da disposição fonte-detetor pode influenciar a sensibilidade devido à interferência entre o campo magnético da Terra e os dos intensificadores de imagem. Mais recentemente, surgiram detectores de painel plano de alta resolução e baixo custo. Estes detectores planos são compostos por uma matriz de pixels de grande área de transístores de película fina de silício amorfo hidrogenado. Os raios X são detectados indiretamente por meio de um cintilador, como o oxissulfureto de gadolínio ativado com astérbio ou o iodeto de césio dopado com tálio, que converte os raios X em luz visível que é subsequentemente registada na matriz de fotodíodos. A configuração de tais detectores é menos complicada e oferece uma maior gama dinâmica e uma distorção periférica reduzida; no entanto, estes detectores requerem uma exposição à radiação ligeiramente superior.[63]

PRODUÇÃO DE IMAGENS DE TCFC: Os quatro componentes da produção de imagens de TCFC são (1) configuração da aquisição, (2) deteção de imagens, (3) reconstrução de imagens e (4) visualização de imagens.

1.   ] AQUISIÇÃO DE IMAGENS:

A configuração geométrica e a mecânica de aquisição para a técnica de feixe cónico são teoricamente simples. Realiza-se um exame rotativo único, parcial ou total, a partir de uma fonte de raios X, enquanto um detetor de área recíproca se move sincronizadamente com o exame em torno de um fulcro fixo na cabeça do doente.

Geração de raios X

Durante a rotação do exame, cada imagem de projeção é feita através da captura sequencial, de imagem única, de feixes de raios X atenuados pelo detetor. Tecnicamente, o método mais fácil de expor o doente é utilizar um feixe constante de radiação durante a rotação e permitir que o detetor de raios X recolha o feixe atenuado na sua trajetória. No entanto, a emissão contínua de radiação não contribui para a formação da imagem e resulta numa maior exposição do doente à radiação. Em alternativa, o feixe de raios X pode ser pulsado para coincidir com a amostragem do detetor, o que significa que o tempo de exposição real é nitidamente inferior ao tempo de varrimento

Campo de visãoAs dimensões do FOV ou do volume de varrimento que pode ser coberto dependem principalmente da dimensão e da forma do detetor, da geometria da projeção do feixe e da capacidade de colimar o feixe. A forma do volume de varrimento pode ser cilíndrica ou esférica. A colimação do feixe primário de raios X limita a exposição da radiação X à região de interesse. A limitação do tamanho do campo assegura, assim, a seleção de um FOV ideal para cada doente, com base na apresentação da doença e na região designada para a obtenção de imagens. A digitalização FOV alargada que incorpora a região craniofacial é difícil de incorporar na conceção do feixe cónico devido ao elevado custo dos detectores de grande área.

A expansão da altura do volume de exame foi conseguida por uma unidade (modelo iCAT Extended Field of View) através da adição de software de dois exames rotacionais para produzir um único volume com uma altura de 22 cm. Outro método inovador para aumentar a largura do FOV, utilizando simultaneamente um detetor de área mais pequena, reduzindo assim os custos de fabrico, consiste em deslocar a posição do detetor, colimar o feixe assimetricamente e efetuar o exame de apenas metade do doente.

Factores de exameDurante o exame, são efectuadas exposições individuais em intervalos de determinados graus, fornecendo imagens de projeção 2D individuais, conhecidas como imagens de "base", "moldura" ou "em bruto". Estas imagens são semelhantes a imagens radiográficas "cefalométricas" laterais e posteriores-anteriores, cada uma ligeiramente deslocada uma da outra. A série completa de imagens é designada por "dados de projeção". O número de imagens que compõem os dados de projeção ao longo do exame é determinado pela taxa de fotogramas (número de imagens adquiridas por segundo), pela integridade do arco de trajetória e pela velocidade de rotação. O número de varrimentos de projeção que constituem um único varrimento pode ser fixo ou variável. Um maior número de dados de projeção fornece mais informações para reconstruir a imagem; permite uma maior resolução espacial e de contraste; aumenta a relação sinal/ruído, produzindo imagens mais "suaves"; e reduz os artefactos metálicos. No entanto, um maior número de dados de projeção implica normalmente um tempo de exame mais longo, uma dose mais elevada para o doente e um tempo de reconstrução primária mais longo. De acordo com o princípio "as low as reasonably achievable" (ALARA), o número de imagens de base deve ser minimizado para produzir uma imagem com qualidade de diagnóstico.

Taxa de quadros e velocidade de rotação. Taxas de quadros mais altas fornecem imagens com menos artefatos e melhor qualidade de imagem. No entanto, o maior número de projecções aumenta proporcionalmente a quantidade de radiação que o doente recebe. Os píxeis do detetor têm de ser suficientemente sensíveis para captar a radiação adequada para registar uma saída sinal-ruído elevada e para transmitir a tensão para o conversor analógico e digital, tudo isto num curto arco de exposição. Dentro das limitações da velocidade de leitura do detetor de estado sólido e da necessidade de um tempo de varrimento curto num contexto clínico, o número total de ângulos de visão disponíveis é normalmente limitado a várias centenas.

A maioria dos sistemas de imagem de TCFC utiliza uma trajetória circular completa ou um arco de varrimento de 360° para adquirir dados de projeção. No entanto, é teoricamente possível reduzir a integralidade da trajetória de varrimento e, ainda assim, reconstruir um conjunto de dados volumétricos. Esta abordagem reduz potencialmente o tempo de varrimento e é mecanicamente mais fácil de executar. No entanto, as imagens produzidas por este método podem ter maior ruído e sofrer de artefactos de interpolação de reconstrução.

2.) DETECÇÃO DE IMAGEM:

As actuais unidades de CBCT podem ser divididas em dois grupos, com base no tipo de detetor: uma combinação de tubo intensificador de imagem/dispositivo de carga acoplada (IIT/CCD) ou um gerador de imagens de painel plano. A configuração IIT/CCD inclui um IIT de raios X acoplado a um CCD por meio de um acoplamento de fibra ótica. A formação de imagens de painel plano consiste na deteção de raios X utilizando um detetor "indireto" baseado num painel de sensores de estado sólido de grande área acoplado a uma camada cintiladora de raios X. As matrizes de detectores de painel plano proporcionam uma maior gama dinâmica e um melhor desempenho do que a tecnologia IIT/CCD. Os intensificadores de imagem podem criar distorções geométricas que têm de ser tratadas no software de processamento de dados, ao passo que os detectores de painel plano não sofrem deste problema. Esta desvantagem pode reduzir potencialmente a exatidão da medição das unidades de CBCT que utilizam esta configuração. Os sistemas IIT/CCD também introduzem artefactos adicionais.

3.) RECONSTRUÇÃO DA IMAGEM:

Uma vez adquiridos os fotogramas de projeção de base, os dados devem ser processados para criar o conjunto de dados volumétricos. Este processo é chamado de reconstrução. O número de fotogramas de projeção individuais pode ser de 100 a mais de 600, cada um com mais de um milhão de pixels, com 12 a 16 bits de dados atribuídos a cada pixel. O processo de reconstrução consiste em duas fases, cada uma composta por vários passos.

Fase de aquisição: Devido às variações espaciais das propriedades físicas dos fotodíodos e dos elementos de comutação no painel plano, e também devido a variações na sensibilidade aos raios X da camada cintiladora, as imagens em bruto dos detectores de CBCT apresentam variações espaciais do desvio da imagem escura e do ganho dos pixels. O desvio da imagem escura (ou seja, o sinal de saída do detetor sem qualquer exposição aos raios X) e as suas variações espaciais são causados principalmente pela variação da corrente escura dos fotodíodos. As variações de ganho são causadas pela sensibilidade variável dos fotodíodos e por variações na eficiência de conversão local do material cintilador causadas, por exemplo, por variações de espessura ou densidade. Para além das variações de desvio e de ganho, mesmo os detectores de alta qualidade apresentam imperfeições inerentes aos pixels ou uma certa quantidade de pixels defeituosos. Para compensar estas inomogeneidades, as imagens em bruto requerem uma calibração sistemática do desvio e do ganho e uma correção dos pixels defeituosos. A sequência dos passos de calibração necessários é designada por "pré-processamento do detetor" e a calibração requer a aquisição de sequências de imagens adicionais.

Fase de reconstrução: uma vez corrigidas, as imagens devem ser relacionadas entre si e montadas. Um método envolve a construção de um sinograma: uma imagem composta que relaciona cada linha de cada imagem de projeção. O passo final da fase de reconstrução é o processamento dos sinogramas corrigidos. Um algoritmo de filtro de reconstrução é aplicado ao sinograma e converte-o num corte de TC 2D completo. Uma vez que todos os cortes tenham sido reconstruídos, eles podem ser recombinados num único volume para visualização.

4.) VISUALIZAÇÃO DE IMAGENS

A disponibilidade da tecnologia de CBCT proporciona ao médico dentista uma grande variedade de formatos de visualização de imagens. O conjunto de dados volumétricos é uma compilação de todos os voxels disponíveis e, para a maioria dos dispositivos de TCFC, é apresentado ao médico no ecrã como imagens reconstruídas secundárias em três planos ortogonais (axial, sagital e coronal), normalmente com uma espessura predefinida para a resolução nativa. A visualização óptima das imagens reconstruídas ortogonais depende do ajuste do nível e da largura da janela para favorecer o osso e da aplicação de filtros específicos.[64]

VANTAGENS DA TAC DE FEIXE CÓNICO NA DENTISTRIA: Sendo consideravelmente mais pequeno, o equipamento de TCFC tem uma área física muito reduzida e custa cerca de um quarto a um quinto do custo da TAC convencional. A TCFC fornece imagens de estruturas com elevado contraste, pelo que é particularmente adequada para a obtenção de imagens de estruturas ósseas da área craniofacial. A utilização da tecnologia de CBCT na prática clínica dentária proporciona uma série de vantagens para a imagiologia maxilofacial.

a) Tempo de exame rápido. Uma vez que a TCFC adquire todas as imagens de projeção numa única rotação, o tempo de exame é comparável ao da radiografia panorâmica, o que é desejável porque o artefacto devido ao movimento do sujeito é reduzido.

b) Limitação do feixe. A colimação do feixe primário de raios X do CBCT permite limitar a radiação X à área de interesse.

c) Precisão da imagem: As imagens de CBCT produzem imagens com uma resolução de voxel isotrópico sub-milimétrica que varia entre 0,4 mm e 0,076 mm.

d) Redução da dose de radiação no doente. Os relatórios publicados indicam que a dose efectiva varia para vários dispositivos de CBCT com FOV completo, oscilando entre 29 e 477 uSv, dependendo do tipo e modelo de equipamento de CBCT e do FOV selecionado. Comparando estas doses com múltiplos de uma dose panorâmica única ou com uma dose de radiação de fundo equivalente, a CBCT fornece uma dose de radiação equivalente ao paciente de 5 a 74 vezes a de uma radiografia panorâmica única baseada em película, ou 3 a 48 dias de radiação de fundo.

d) Modos de visualização interactiva aplicáveis à imagiologia maxilofacial. Talvez a vantagem mais importante da TCFC seja o facto de fornecer imagens únicas que demonstram características em 3D que as imagens intra-orais, panorâmicas e cefalométricas não conseguem. As unidades de CBCT reconstroem os dados de projeção para fornecer imagens inter-relacionais em três planos ortogonais (axial, sagital e coronal).

e) Reforma multiplanar. Devido à natureza isotrópica dos conjuntos de dados volumétricos, estes podem ser seccionados de forma não ortogonal.

f) Ray turn ou ray casting. Qualquer imagem multiplanar pode ser "engrossada" aumentando o número de voxels adjacentes incluídos no ecrã, o que cria uma placa de imagem que representa um volume específico do doente, referido como uma soma de raios.

g) Renderização tridimensional de volumes: A renderização de volumes refere-se a técnicas que permitem a visualização de dados tridimensionais através da integração de grandes volumes de voxels adjacentes e da visualização selectiva.[64] O desenvolvimento e a rápida comercialização da tecnologia de CBCT dedicada à utilização na região maxilofacial irão, sem dúvida, aumentar o acesso dos médicos generalistas e especialistas a esta modalidade de imagiologia. A TCFC é capaz de fornecer imagens precisas, com resolução submilimétrica, em formatos que permitem a visualização em 3D da complexidade da região maxilofacial. Todas as gerações actuais de sistemas de TCFC fornecem imagens de diagnóstico úteis. Os futuros melhoramentos serão provavelmente direccionados para a redução do tempo de exame; para o fornecimento de imagens multimodais (panorâmicas e cefalométricas convencionais, para além das imagens de TCFC); para a melhoria da fidelidade da imagem, incluindo o contraste dos tecidos moles; e para a incorporação de protocolos específicos de cada tarefa para minimizar a dose no doente (por exemplo, alta resolução, pequeno FOV para imagens dentoalveolares ou média resolução, grande FOV para imagens ortopédicas dentofaciais). A disponibilidade crescente desta tecnologia proporciona ao médico uma modalidade que está a alargar a imagiologia maxilofacial do diagnóstico à orientação por imagem de procedimentos operatórios e cirúrgicos.[63,64]

TOMOGRAFIA POR EMISSÃO DE POSITRÕES: Nos últimos anos, a Tomografia por Emissão de Positrões (PET) tornou-se um método de imagiologia estabelecido no campo da Radiologia Maxilofacial. Este método de imagiologia utiliza radiofármacos que são marcados com emissores de positrões. Após a injeção destas substâncias, as radiações emitidas pelo corpo são registadas por detectores externos e obtêm-se imagens tomográficas.[65]

PRINCÍPIOS BÁSICOS DE FUNCIONAMENTO:

DETECÇÃO E LOCALIZAÇÃO DE POSITRÕES: O aparelho PET não detecta diretamente positrões, mas utiliza características importantes da aniquilação de positrões para determinar a sua localização espacial. Um positrão é uma antipartícula de um eletrão com a mesma massa mas carga oposta. Quando emitido do núcleo instável, o positrão tem alguma energia cinética inicial que é perdida através de colisões com electrões vizinhos no tecido circundante. Quando o positrão perde a maior parte da sua energia, acaba por se recombinar com um eletrão para formar um positrónio, um elemento não nuclear com uma semi-vida muito curta (10-10 s). Este aniquila-se, convertendo toda a sua massa em energia sob a forma de dois fotões. A energia de cada um destes fotões é de 511keV (igual à energia de repouso do eletrão e do positrão) e são emitidos em direcções opostas, conservando assim a energia e o momento[65]

FORMAÇÃO DE IMAGENS: O detetor do scanner PET pode formar uma linha de coincidência com qualquer um de vários detectores opostos. A localização e a deteção de qualquer linha de coincidência são únicas e a recolha de um grande número destas linhas de coincidência forma um conjunto de dados a partir do qual podem ser reconstruídas imagens em corte transversal. As coincidências registadas são armazenadas como matrizes 2-D. Em qualquer sistema PET ideal com um grande número de detectores, a eficiência de cada linha de coincidência será idêntica. Devido a variações geométricas, diferenças nas discriminações de energia, ganhos do detetor, etc., pode haver variações significativas na eficiência do detetor entre os elementos do detetor no sistema. Para evitar a introdução de artefactos na imagem final, é necessário igualar estas variações na eficiência do detetor.

DETECTORES UTILIZADOS NA DIGITALIZAÇÃO PET: Os cintiladores são utilizados como detectores de fotões no método de digitalização PET, devendo ter as seguintes propriedades

PODER DE PARAGEM: O poder de paragem refere-se à capacidade do cristal para absorver eficazmente toda a energia dos fotões de aniquilação de 511 keV num pequeno volume do detetor. O poder de paragem de um cintilador é caracterizado pela distância média (comprimento de atenuação = 1/u) percorrida pelo fotão antes de depositar a sua energia no cristal. Para um scanner PET, com elevada sensibilidade, é desejável maximizar o número de fotões que interagem e depositam energia no detetor. Assim, um cintilador com um comprimento de atenuação curto proporcionará a máxima eficácia na paragem dos electrões de 511 keV. O comprimento de atenuação de um cintilador depende da sua densidade (p) e do número atómico efetivo (Zeff) -

TEMPO DE DECAIMENTO DO SINAL: O tempo de decaimento da luz de cintilação determina a precisão (em tempo) com que os dois fotões de aniquilação podem ser detectados por um par de detectores no aparelho PET. Quanto mais curta for a constante de tempo, mais rapidamente o detetor produzirá um sinal após a absorção do fotão no cintilador. Ao utilizar um cintilador rápido, é possível utilizar uma janela temporal de coincidência estreita, o que reduz a probabilidade de deteção de acontecimentos não relacionados. A constante de tempo também determina durante quanto tempo o sinal do detetor tem de ser integrado para se obter uma medida exacta da energia depositada no detetor. Normalmente, o sinal é integrado durante três a quatro vezes a constante de tempo de decaimento, período durante o qual o detetor está morto e não pode processar outro acontecimento. Este tempo morto é um dos principais factores que limitam o desempenho da taxa de contagem a níveis de atividade elevados nos actuais sistemas PET.

- SAÍDA DE LUZ: Um cintilador com uma saída de luz elevada afecta a conceção de um detetor PET de duas formas: ajuda a obter uma boa resolução espacial com um rácio de codificação elevado (rácio entre o número de elementos de resolução, ou cristal, e o número de detectores de fotões) e a obter uma boa resolução energética. A boa resolução energética é necessária para rejeitar eficazmente os acontecimentos que podem sofrer dispersão Compton no doente antes de entrarem no detetor.

- RESOLUÇÃO DE ENERGIA INTRÍNSECA: Surge devido a inomogeneidades no processo de crescimento do cristal, bem como à emissão de luz não uniforme para interacções no seu interior [66,67]

Os vários cintiladores que estão a ser utilizados como detectores no PET são os seguintes

> Iodeto de sódio dopado com tálio [Nai (Tl)]

> Germanato de bismuto (BGO)

> Oxi-ortosilicato de lutécio dopado com césio (LSO)

> Oxi-ortosilicato de ítrio dopado com césio (YSO)

> Oxi-ortosilicato de gadolínio dopado com césio (GSO)

> Fluoreto de bário (BaF2)

DESENHOS DE DETECTORES UTILIZADOS EM PET: A maioria dos actuais scanners BGO e LSO PET baseiam-se no desenho do detetor em bloco. Nesta conceção, são cortadas ranhuras num bloco de material cintilador, criando uma matriz de, tipicamente, 8 x 8 elementos detectores cuja saída de luz é partilhada por quatro tubos multiplicadores. Utilizando a atual tecnologia de corte de cristais, os elementos detectores individuais podem ser fabricados de forma fiável com dimensões tão pequenas como 4 x 4 mm. Os elementos individuais podem ser identificados de forma exclusiva pelo esquema de codificação de posição, especialmente no caso de cintiladores brilhantes como o LSO. A capacidade de taxa de contagem dos sistemas em anel é mantida devido ao grande número de blocos de detectores. (>200 num scanner PET da atual geração), cada um dos quais tem o seu próprio circuito dedicado à integração do sinal de formação e à codificação das informações relativas à energia, posição e tempo.

TOMOGRAFIA COMPUTORIZADA DE EMISSÃO DE FOTÃO ÚNICO (SPECT):

A Tomografia Computorizada por Emissão de Fotão Único (SPECT) é uma técnica de imagiologia médica que se baseia na imagiologia convencional de medicina nuclear e em métodos de reconstrução tomográfica. As imagens reflectem informações funcionais sobre os doentes semelhantes às obtidas com a tomografia por emissão de positrões (PET).

Conceção dos sistemas SPECT: Os sistemas são concebidos para adquirir dados de projeção a partir de múltiplas vistas em torno do doente. Em geral, os instrumentos SPECT podem ser divididos em três categorias: os que utilizam (1) conjuntos de múltiplos detectores de cintilação, (2) uma ou mais câmaras de cintilação ou (3) detectores de cintilação híbridos que combinam as duas primeiras abordagens. As concepções do sistema SPECT encontradas na maioria dos sistemas SPECT comerciais baseiam-se numa única câmara de cintilação ou em múltiplas câmaras de cintilação rotativas.[67]

CÂMARAS DE CINTILAÇÃO: Também designadas por ANGER CAMERAS, são o meio mais comum de formar uma imagem. Estas câmaras captam fotões e convertem-nos em luz e depois num sinal de tensão. Este sinal é reconstruído numa imagem plana que mostra a distribuição de um radionuclídeo no doente. A primeira parte da câmara Gama é um colimador. Absorve os raios y que não se deslocam paralelamente às placas, melhorando assim a resolução da imagem. Os raios y que passam pelo colimador atingem então o cristal de cintilação. Esse cristal, geralmente feito com Nai (Tl), fluoresce quando absorve os raios y. Estes flashes de luz são detectados por uma série de tubos fotomultiplicadores acoplados ao cristal através de tubos de luz. Os tubos fotomultiplicadores captam o flash e amplificam o sinal. Os sinais dos tubos fotomultiplicadores passam por um conversor analógico-digital e depois por um analisador de altura de impulso. Este dispositivo detecta a intensidade do sinal e, portanto, a energia dos fotões absorvidos incidentes, e utiliza apenas os do radionuclídeo para formar a imagem final. Muitos dos raios y libertados pelo radionuclídeo no doente são submetidos a absorção Compton num local distante, dando origem a um novo fotão disperso. Se estes fotões dispersos, de energia inferior, passarem pelo colimador da câmara gama, podem degradar a resolução da imagem.

No entanto, os fotões dispersos são detectados pelo analisador de altura de impulso e são rejeitados de modo a não contribuírem para a imagem..,[65]

Fig.8Princípio de funcionamento do Spect

Tipos de colimadores: A conceção mais comum de colimador é a que consiste em orifícios paralelos. Para a conceção do colimador de furos paralelos, a eficiência de deteção pode ser aumentada à custa de uma degradação simultânea da resolução espacial. As outras concepções são as geometrias de feixe em leque e de feixe cónico. Estes dois feixes de colimadores fornecem cerca de 1,5 a 2 vezes a eficiência de deteção de um colimador de furos paralelos.[66]

Os detectores de radiação: Durante mais de três décadas, a câmara de cintilação tem sido o dispositivo de imagem mais popular. As câmaras de cintilação actuais têm uma resolução espacial intrínseca de cerca de 3 mm e uma resolução energética de 10% a 140 KeV. Dado que a resolução espacial de um colimador de uso geral comum é da ordem dos 7-15 mm, a resolução intrínseca de 3 mm da câmara tem sido considerada adequada. Um grupo de investigação da Universidade do Arizona demonstrou que é possível uma resolução tomográfica final de cerca de 2 mm se forem utilizados detectores com áreas muito grandes e pixéis pequenos. Os detectores semicondutores ou a combinação de cintilador e detetor de fotões de estado sólido oferecem boas perspectivas de melhorias significativas na resolução espacial e energética. Estão agora disponíveis novos semicondutores à temperatura ambiente com elevado poder de paragem, oferecendo numerosas opções para novas concepções de detectores (por exemplo, telureto de cádmio e zinco), que podem produzir uma resolução energética à temperatura ambiente de cerca de 3-4% a 140KeV. Estes novos detectores semicondutores, combinados com geometrias de imagem optimizadas, oferecem a perspetiva de grandes avanços no desempenho dos sistemas de imagem SPECT.

XERORADIOGRAFIA

A xerorradiografia é a técnica em que, em radiologia de diagnóstico, são utilizadas placas carregadas electrostaticamente sensíveis aos raios X em vez da película convencional. No entanto, tem havido receio de que a dose de radiação para a xerorradiografia possa atingir níveis inaceitavelmente elevados. James e outros, no entanto, mostraram em 1973 que, aumentando a kilovoltagem para pelo menos 120, a exposição poderia ser reduzida em 60%. Este método baseia-se num processo eletrostático semelhante ao utilizado na xerox. Há várias características da xeroradiografia que a tornam um sistema de imagem atrativo em situações de diagnóstico específicas, como o acentuado realce dos bordos, o elevado contraste, a escolha de ecrãs positivos e negativos, o bom detalhe e a ampla latitude. Além disso, não necessita de películas que contenham halogenetos de prata, como as habitualmente utilizadas na radiografia convencional.[68]

Existem dois sistemas na xeroradiografia;

1 O sistema médico 125

2 O sistema Dental 110.

Fig. 9 (a a e): A. Um feixe de raios X que atravessa um objeto é diferentemente atenuado de acordo com as características de absorção do objeto. B. A perturbação dos fotões de raios X transmitidos altera o padrão de carga na chapa de Xerox. C. Linhas da força produzida como resultado da diferença de densidades de carga na superfície da placa. D. Estas linhas de força têm componentes perpendiculares. E. Estas componentes afectam a distribuição das partículas de toner na chapaA fonte de raios X convencional é utilizada na produção de xeroradiografias. A película, no entanto, é substituída por um fotorreceptor revestido de selénio (placa Xerox), que possui uma carga eletrostática uniformemente distribuída. A carga é aplicada por um condicionador que também insere a placa carregada numa cassete à prova de luz. Durante uma exposição, os raios X que penetram numa parte do corpo ou num objeto são absorvidos pela superfície da placa de selénio, provocando uma descarga selectiva. A distribuição e a quantidade de descarga estão relacionadas com a distribuição e a quantidade de radiação que atinge a chapa Xerox e, por conseguinte, a informação no feixe de raios X transmitido é deixada como um padrão carregado nas chapas.

ILUSTRAÇÃO

FIG. 1 PRINCÍPIO DA IMAGIOLOGIA DIGITAL

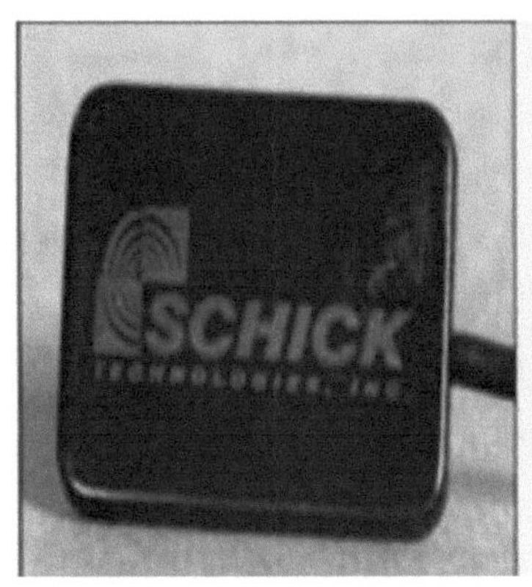

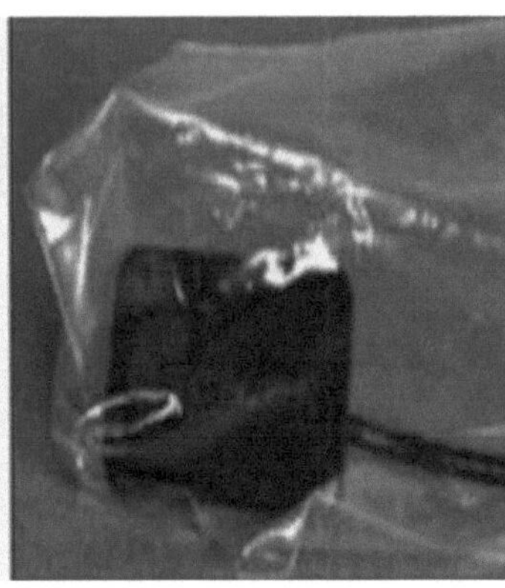

FIG. 2 DISPOSITIVO INTRA-ORAL COM CARGA ACOPLADA E MANGA DE PLÁSTICO PARA CONTROLO DE INFECÇÕES

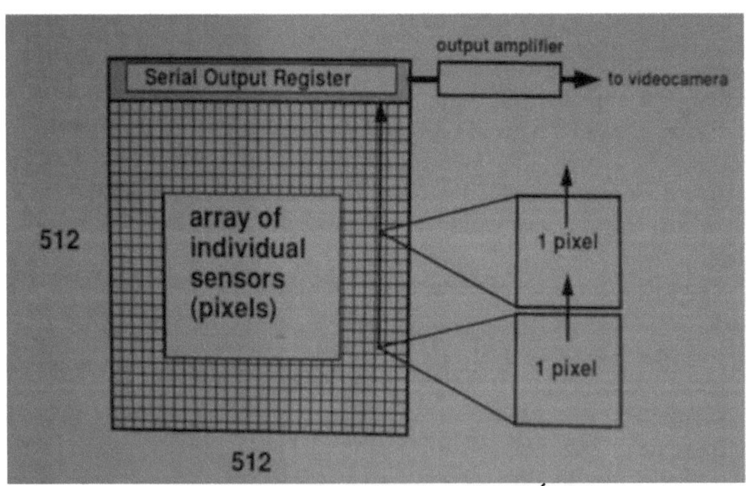

FIG.3 UM DETECTOR DE CCD DE ÁREA

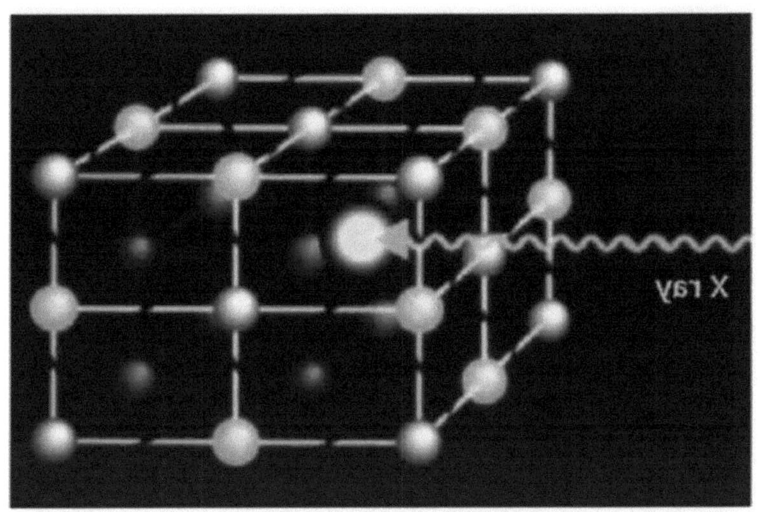

FIG. 4 OS RAIOS X INCIDENTES NA SUPERFÍCIE DO SENSOR DEMERCEM A IMAGEM LATENTE

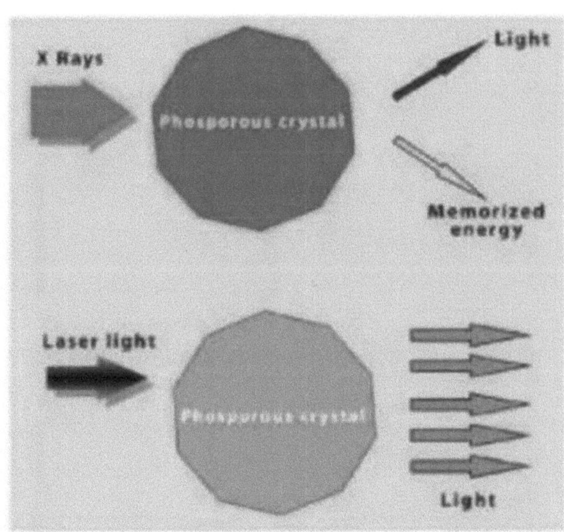

FIG. 5 PRINCÍPIO DE FUNCIONAMENTO DO

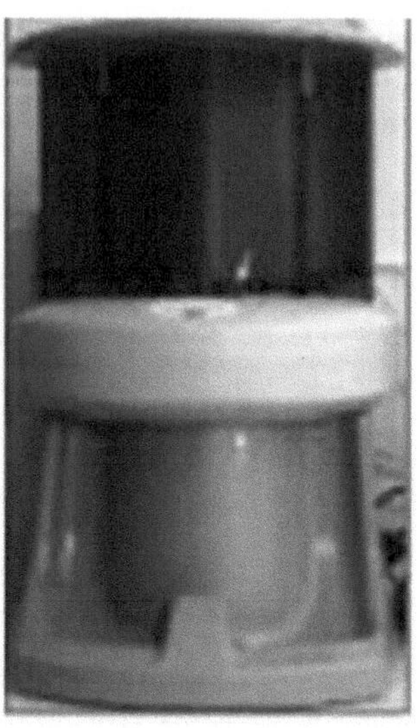

FIG.6 SCAN X LASER SCANNER PLACAS DE FÓSFORO DE ARMAZENAMENTO SÃO INSERIDAS NA PARTE SUPERIOR DO SCANNER (EM CIMA) E EJECTADAS (EM BAIXO) APÓS A DIGITALIZAÇÃO ESTAR CONCLUÍDA.

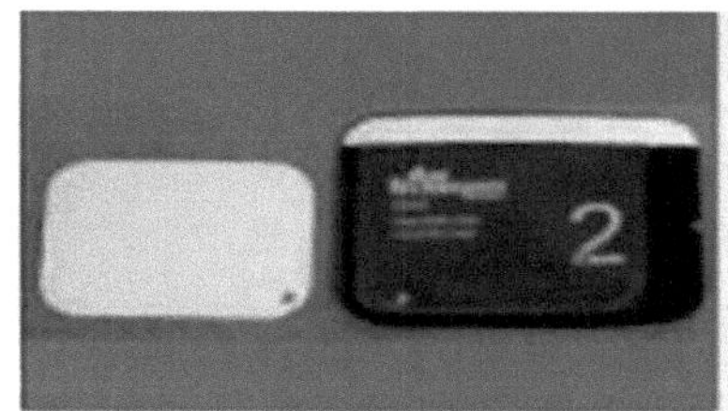

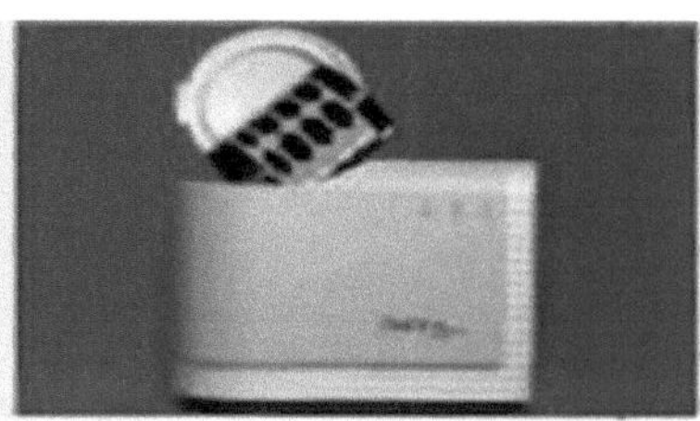

FIG. 7 PLACAS DE FÓSFORO FOTOESTIMULÁVEIS (PSP)

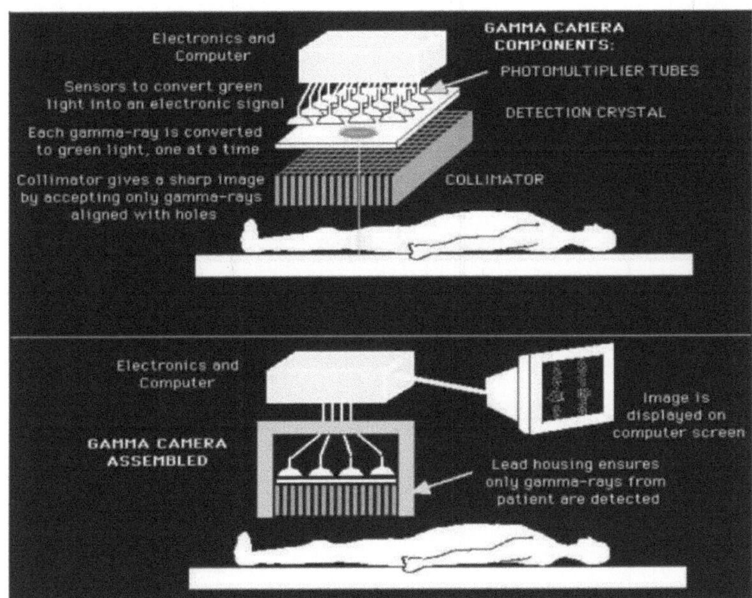

FIG. 8 PRINCÍPIO DE FUNCIONAMENTO DO ESPECTRO

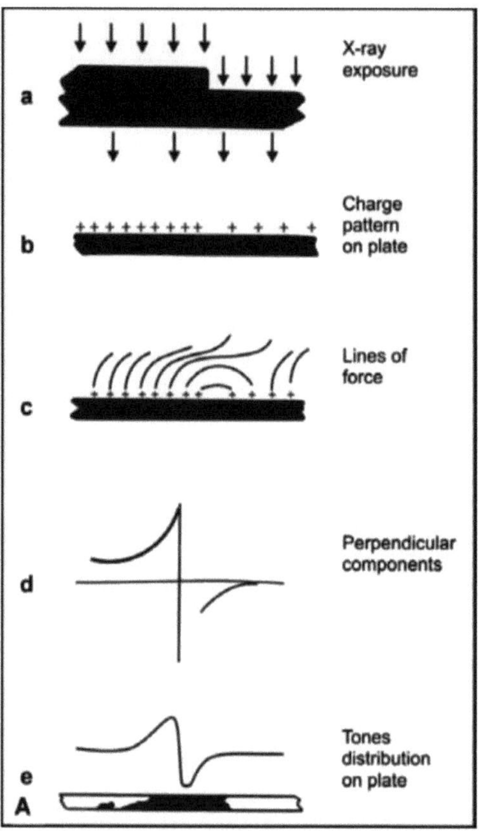

FIG. 9 (A A E): A. UM FEIXE DE RAIOS X QUE ATRAVESSA UM OBJECTO É ATENUADO DIFERENCIALMENTE DE ACORDO COM AS CARACTERÍSTICAS DE ABSORÇÃO DO OBJECTO. B. A PERTURBAÇÃO DOS FOTÕES DE RAIOS X TRANSMITIDOS ALTERA O PADRÃO DE CARGA NA CHAPA DE XEROX. C. AS LINHAS DE FORÇA PRODUZIDAS COMO RESULTADO DA DIFERENÇA NAS DENSIDADES DE CARGA NA SUPERFÍCIE DA PLACA. D. ESTAS LINHAS DE FORÇA TÊM COMPONENTES PERPENDICULARES. E. ESTAS COMPONENTES AFECTAM A DISTRIBUIÇÃO DAS PARTÍCULAS DE TONER NA CHAPA.

RESUMO

No cenário recente, embora a radiografia digital tenha várias vantagens e se tenha tornado um instrumento de diagnóstico indispensável para muitos dentistas na prática diária, utiliza diferentes tipos de receptores de imagem, desde CCDs a Iodeto de Césio. Há uma escassez de estudos relacionados com a imagem e o desempenho de diagnóstico dos sensores digitais. Existem diferenças ligeiras a moderadas na resolução. Com os rápidos avanços na tecnologia dos sensores e as frequentes actualizações que ocorrem regularmente, a seleção de um sensor em detrimento de outro parece ser um desafio. A maior latitude foi registada nos sensores de fósforo fotoestimuláveis.

Os sistemas que utilizam os sensores digitais têm um desempenho comparável ao das películas intra-orais convencionais e permitem também o pós-processamento das imagens, o que não é possível com as imagens baseadas em películas. Outros factores que assumem importância são a disponibilidade de apoio técnico e ao cliente, a frequência das actualizações de hardware e software, as dimensões dos sensores, o número de sensores necessários, as questões de custo e a área ativa do sensor. Os sensores de dispositivos de carga acoplada/semicondutores de óxido metálico complementares parecem oferecer o melhor contraste e resolução espacial, para além de facilitarem a captação instantânea de imagens. O processamento cuidadoso e adequado da imagem proporciona ainda uma vantagem adicional.

Num contexto empresarial ou num grande consultório privado onde existam várias áreas de especialidade, os sensores baseados em PSP podem revelar-se mais económicos para a obtenção de imagens de grande volume, como séries de radiografias de boca inteira de vários doentes. No entanto, com o advento dos receptores de imagem digitais, os receptores de imagem convencionais não são obsoletos a partir de agora, uma vez que a resolução alcançada nos receptores de imagem digitais ainda não pode igualar a dos receptores de imagem convencionais. A imagem tridimensional continuará a ser amplamente utilizada à medida que as características dos sensores forem melhorando e que for introduzido software mais robusto.

A imagiologia digital é um método poderoso para os dentistas, com as características de ser fiável e versátil. Por isso, esta tecnologia expande as oportunidades de diagnóstico e de partilha de imagens da radiologia dentária. Atualmente, a manutenção dos registos dos doentes em medicina dentária não cumpre as directrizes em muitos aspectos. Se os registos dos doentes tiverem de ser melhorados através da adoção da transição para a conservação de registos electrónicos, a profissão deve procurar expandir os formatos tradicionais de conservação de registos para ultrapassar os problemas práticos de manter registos dentários precisos e contemporâneos. A adoção da utilização da gravação digital de voz pode constituir uma solução facilmente acessível e fácil de utilizar.

CONCLUSÃO

A radiografia digital é o mais recente avanço na obtenção de imagens radiográficas em medicina dentária. Os sistemas de radiografia digital utilizam tecnologia informática e detectores sensíveis à radiação que captam a imagem, convertem-na em dados numéricos e permitem a visualização da imagem num monitor. As imagens digitais podem ser melhoradas depois de adquiridas, convenientemente armazenadas, acedidas, impressas ou transmitidas. A radiografia digital reduz a exposição do doente às radiações e elimina a necessidade da câmara escura e do processamento químico. A qualidade das imagens produzidas continua a depender das competências técnicas do médico. As imagens radiográficas digitais são consideradas equivalentes à película na sua capacidade de diagnosticar cáries, perda óssea periodontal e lesões periapicais. A utilização criteriosa destes receptores tem sempre em conta a qualidade da imagem, proporcionando assim um diagnóstico preciso. A imagem digital é um método poderoso para os médicos dentistas, com as características de ser fiável e versátil. Assim, esta tecnologia expande as oportunidades de diagnóstico e de partilha de imagens da radiologia dentária.

BIBLIOGRAFIA

1. Frommer. Stabulas S. Radiologia para o Profissional de Medicina Dentária. 9ª Edição.

2. Peter T. Receptores de imagem: Uma atualização. Revista Internacional de Inovação e Estudos Aplicados. Vol. 7 No. 1 julho de 2014, pp. 205-212.

3. Parks ET, Williamson GF. Radiografia digital: An Overview. J Contemp Dent Pract 2002 novembro; 3(4): 23-39.

4. Borg E, Grondhal HG. Sobre a gama dinâmica de diferentes detectores de fotões de raios X em radiografia intra-oral. Dentomaxilofac Radiol 1996; 25: 82-88.

5. Ludlow J B, Mol A. Digital Imaging. In: Pharoah MJ, White SC, editores. Princípios e Interpretação de Radiologia Oral. 6ª Edição. St. Louis, Mosby, 2009.p. 78.

6. Shah N, Bansal N, Logani A. Avanços recentes nas tecnologias de imagem em medicina dentária. World J Radiol. 2014; 6:794-807.

7. Qualidade de imagem em sistemas radiográficos digitais. Braz Dent J 2013; 14(2):4 -7. a

8. Wenzel A. Radiografia digital e diagnóstico de cáries. Dentomaxillofac Radiol 1998; 27(3): 3-11.

9. Pernidi Satya Sudarsini1, *, Rajesh N2, Sudhakara Reddy Evolução dos receptores de imagem em radiologia dentária International Journal of Dental Materials 2020; 2(1)

10. Whaites E. Essentials of dental radiography and radiology (Fundamentos de radiografia e radiologia dentária). 3ª edição. 2002. Elsevier Science. China

11. Yoshiura K, Kawazar T, Chikui T, Tatsumi M, Tokumori K, Tanaka T, Kanada S. Avaliação da qualidade da imagem em radiografia dentária, Parte 1. Oral Surg Oral Med Oral Pathol Oral Radiol Endod 1999; 87: 115-122.

12. Kantor ML. Radiografia digital dentária. J Am Dent Assoc 2005; 136: 1358-1360

13. Harvey HN. A History of Luminescence. Filadélfia, Sociedade Filosófica

Americana, 1957.

14. Hirsch I. Um novo tipo de ecrã fluorescente. Radiologia. 1926; 7: 422.

15. Jacosohn PH, Fedran RJ. Tornar a escuridão visível: a descoberta dos raios X e a sua introdução na medicina dentária. J Am Dent Assoc 1996; 126: 1359-1367.

16. Raper HR. Notas sobre o início da história da Radiodontia. Cirurgia Oral 1953; 114: 173.

17. Ruprecht A. Radiologia Oral e Maxilofacial - Antes e Agora. J Am Dent Assoc 2008; 139(3): 55-65.

18. Tenente Matt GD, Capitão Scott B. Imagiologia dentária: Avanços na radiografia convencional e digital. Atualização clínica 2003; 25(4): 7-10.

19. Berg O, Kaiser H. As propriedades de armazenamento de raios X dos fósforos de armazenamento de infravermelhos e aplicações à radiografia. J Appl Phys 1947; 18:343.

20. Van der Stelt PF. Principles of Digital Imaging In: Miles DA, editor. Applications of Digital Imaging Modalities for dentistry (Aplicações de modalidades de imagiologia digital para medicina dentária). Dent Clin North Am. 2000 Apr; 44(2): 237-48.

21. Razmus TF. An overview of Oral and Maxillofacial imaging In: Razmus TF, Williamson GF, editores. Current and Maxillofacial Imaging (Imagiologia atual e maxilofacial). Philadelphia. WB Saunders, 1996. p-67.

22. Brettle DS, Workman A, Ellwood RP, Launder JH, Horner K, Darsen RM. O desempenho de imagem de um sistema de fósforo de armazenamento para radiografia dentária. Br J Radiol 1996; 69: 256-261.

23. Lim KF, Loh EE, Hong YH. Radiografia computorizada intra-oral: uma avaliação in vitro. J Dent 1996: 24: 359

24. Tesic MM, Mathson RA, Baines GT, et al. Radiografia digital do tórax: Características de design e considerações para uma unidade protótipo. Radiologia 1983; 148: 259-264.

25. Sinoda M, Takano M, Miyahana J. Radiografia computorizada utilizando

luminescência estimulada por laser de varrimento. Radiology 1983; 148: 833-838.

26. Farman AG. Fundamentals ofImage acquisition and processing in the digital era (Fundamentos da aquisição e processamento de imagens na era digital). Orthod Craniofacial Res 2003; 6(1): 17-22.

26. Kahima I, Kanno M, Higashi T. Tomografia panorâmica computorizada com laser de varrimento - luminescência estimulada. Oral Surg Oral Med Oral Pathol Oral Radiol Endod 1985; 60: 444-453.

27. Kahima I, Kanno M, Higashi T. Tomografia panorâmica computorizada com laser de varrimento - luminescência estimulada. Oral Surg Oral Med Oral Pathol Oral Radiol Endod 1985; 60: 444-453.

28. Kashima I, Tajima K, Nishimura K et al. Diagnóstico por imagem de doenças que afectam a mandíbula com a utilização de radiografias panorâmicas computorizadas. Oral Surg Oral Med Oral Pathol 1990; 70: 110-116.

29. Nakagawa K, Mizuno S, Aoki Y, Ohtomo K. CMOS flat - panel sensor for Real - time x- ray Imaging. Radiation Medicine 2000; 18 (6): 349-353.

30. MacDavid WD, Dove SB, Welander U et al. Sistema eletrónico para aquisição digital de radiografias panorâmicas rotativas. Oral Surg Oral Med Oral Pathol 1991; 71: 499-502.

31. Nelvig P, Wing K, Wlander U. Sens-A-Ray: Um novo sistema para radiografia intra-oral digital direta. Oral Surg Oral Med Oral Pathol 1992; 74: 818-823.

32. MacDavid WD, Dove SB, Welander U et al. Radiografia extra-oral digital direta da cabeça e do pescoço com um detetor de raios X linear de estado sólido. Oral Surg Oral Med Oral Pathol 1992; 74: 811-817.

33. Molteni R. Visualix, um novo sistema para imagiologia direta de raios X dentários: um relatório preliminar. Dentomaxilofac Radiol 1992; 21: 222-223.

34. Miles DA. Imagiologia utilizando detectores de estado sólido In: Miles DA, van Dis ML, editores. Advances in Dental Imaging (Avanços na Imagiologia Dentária). Dent Clin North Am 1993 out; 37(4): 531-40.

35. Karjodkar FR. Livro de texto de radiologia maxilofacial. 2ª edição 2009. Jaypee Brothers. Índia.

36. White SC, Pharoah MJ. Radiologia Oral: Princípios e Interpretação. 6ª edição 2009. Mosby Elsevier, China.

37. Bell H. Um sistema de captura direta de imagens: O futuro da radiografia digital. Med Image Technol 1999; 17:105-109.

38. Chotas HG, Dobbins JT III, Ravin CE. Princípios da radiografia digital com detectores de leitura eletrónica de grande área: Uma revisão dos princípios básicos. Radiologia 1999; 210: 595-599.

39. Brettle DS, Workman A, Ellwood RP, Launders JH, Horner K, Davis RM. O desempenho de imagem de um sistema Storage Phosphor para radiografia dentária. Br J Radiol 1996; 69: 256-261.

40. Attaelmanan A, Borg E, Grondahl HG. Digitalização e visualização de filmes intra-orais. Dentomaxilofac Radiol 2000; 29: 97-102.

41. Ohki M, Okano T, Nakamura T. Factores que determinam a precisão do diagnóstico de radiografias intra-orais convencionais digitalizadas. Dentomaxilofac Radiol 1994; 23: 77-82.

42. Goga R, Chandler NP, Love RM. Clareza e qualidade de diagnóstico de radiografias intra-orais convencionais digitalizadas. Dentomaxilofac Radiol 2004; 33: 103-107.

43. Petrikowski CG. Introdução da radiografia digital no consultório dentário: Uma visão geral. J Can Dent Assoc 2005; 71(9): 659.

44. Versteeg CH, Sanderink GC, van der Stelt PF. Eficácia da radiografia intra-oral digital na medicina dentária clínica. J Dent 1997; 25:215-224.

45. MacDonald R. Digital Imaging for dentists (Imagens digitais para dentistas). Aus Dent J 2001; 46: 301-305.

46. Sanderink GC, Miles DA. Detectores intra-orais. CCD, CMOS, TFT e outros dispositivos. Dent Clin North Am 2000; 44: 249-255.

47. Miles DA, Langlais RP, Parks ET. Os raios X digitais estão aqui. Jornal da Associação Dentária da Califórnia. 1999.

48. Borg E. Algumas características dos detectores de fósforo de estado sólido e fotoestimuláveis para radiografia intra-oral. Swed Dent J Suppl. 1999; 139: 1-67.

49. Achterkirchen T. Radiografia digital revelada. Revista NDT, 28 de maio de 2008.

50. Whaites E. Modalidades de imagiologia alternativas e especializadas. In: Fundamentos de Radiografia e Radiologia Dentária. 3ª Edição. Edimburgo, Elsevier, 2006. 200201.

51. Yen WM, Shionoya S, Yamamoto H. Fósforos para raios X e radiações ionizantes. In: Phosphor Handbook. 2ª Edição. P -659.

52. Attaelmanan AG, Borg E, Grondahl HG. Rácios sinal/ruído de seis sensores digitais intra-orais. Oral Surg Oral Med Oral Pathol Oral Radiol Endod 2001; 91: 611615.

53. Borg E, Grondahl HG. Sobre a gama dinâmica de diferentes detectores de fotões de raios X em radiografia intra-oral: uma comparação da qualidade da imagem em sistemas de película, CCD e fósforo de armazenamento. Dentomaxillofac Radiol 1998; 25(2): 82-88.

54. Stamatakis HC, Welander U, McDavid WD. Propriedades físicas de um sistema de placa de fósforo fotoestimulável para radiografia intra-oral. Dentomaxilofac Radiol 2000; 29: 28-34.

55. Breve panorâmica da imagiologia com fósforo fotoestimulável para imagiologia intra-oral dentária. Conferência dos Directores de Programas de Controlo das Radiações. outubro de 2007.

56. Kashima I, Sakurai T, Matsuki T, Nakamura K, Aoki H,Ishii M. Radiografia computorizada intra-oral utilizando a placa de imagem de radiografia computorizada Fuji; correlação entre a qualidade da imagem e as condições de leitura. Oral Surg Oral Med Oral Pathol Oral Radiol Endod 1994; 78: 239-46.

57. Wenzel A, Borg E, Hintze H. Precisão do diagnóstico de cáries em imagens digitais de dispositivos de carga acoplada e sistemas de fósforo de armazenamento. Um estudo in vitro. Dentomaxilofac Radiol 1995; 24: 250-254.

58. Borg E, Grondahl K, Grondahl HG. Nível ósseo marginal vestibular aos molares inferiores em radiografias digitais de dispositivos de carga acoplada e sistemas de armazenamento de fósforo: Um estudo in vitro. J Clin Periodontol 1997; 24: 306-312

59. Polan M. Radiografia digital: Conselhos para a prática clínica. Dent Today. 2001

May; 20(5): 106-9.

60. Dunn SM, Kantor ML. Radiologia digital: factos e ficções. J Am Dent Assoc 1993; 124(12): 39-47.

61. Hayakawa Y, Shibuya H, Ota Y, Kurroyangi K. Redução da dose de radiação na prática dentária geral utilizando sistemas radiográficos intra-orais digitais. Bull Tokyo Dent Coll 1997; 38:21-25.

62. Van der Stelt PF. Parâmetros de qualidade de imagem para imagiologia digital direta e indireta. Imagiologia Oral. 2000: 3-8.

63. Yamamoto K, Ueno K, Seo K, Shinohara D. Desenvolvimento de Dento - sistema de TC de raios X de feixe cónico maxilofacial. Orthod Craniofac Res 2003; 6: 160-2.

64. Scarfe WC, Farman AG. O que é a TC Cone Beam e como funciona? Dent Clin N Am 2008; 52: 707-730.

65. Bird NJ, Old SE, Barber RW. Tomografia por emissão de positrões com câmara gama. British J of Radiology 2001; 74: 303-306.

66. Merkle SR, Dahlbom N. Positron Emission Tomography In: Ell PJ, Gambhir SS editores. Nuclear Medicine in clinical diagnosis and treatment. 3ª Edição. China, Elsevier, 2004. P. 1827.

67. Cherry SR, Phelps ME. Tomografia por Emissão de Positrões: Methods and Instrumentation In: Sandler MP, Coleman RE, Rutton JA, Wackers FJ, editores. Diagnostic Nuclear Medicine. 4ª Edição. Philadelphia, Lippincott Williams and Wilkins, 2003. P.61.

68. Katsanulas T, Lambrianidis T. Xeroradiografia e a sua aplicação à medicina dentária. Endod Dent Traumatol 1989; 5: 207-212.

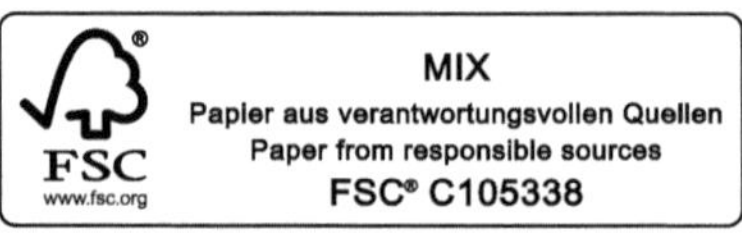

Printed by Books on Demand GmbH, Norderstedt / Germany